Sueli Cunha
Jaime Velasco

Introdução à Gramática da LINGUAGEM MATEMÁTICA

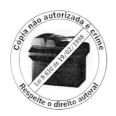

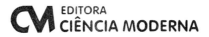

Introdução à Gramática da Linguagem Matemática
Copyright© Editora Ciência Moderna Ltda., 2019

Todos os direitos para a língua portuguesa reservados pela EDITORA CIÊNCIA MODERNA LTDA.
De acordo com a Lei 9.610, de 19/2/1998, nenhuma parte deste livro poderá ser reproduzida, transmitida e gravada, por qualquer meio eletrônico, mecânico, por fotocópia e outros, sem a prévia autorização, por escrito, da Editora.

Editor: Paulo André P. Marques
Produção Editorial: Dilene Sandes Pessanha
Capa: Daniel Jara
Copidesque: Equipe Ciência Moderna

Várias **Marcas Registradas** aparecem no decorrer deste livro. Mais do que simplesmente listar esses nomes e informar quem possui seus direitos de exploração, ou ainda imprimir os logotipos das mesmas, o editor declara estar utilizando tais nomes apenas para fins editoriais, em benefício exclusivo do dono da Marca Registrada, sem intenção de infringir as regras de sua utilização. Qualquer semelhança em nomes próprios e acontecimentos será mera coincidência.

FICHA CATALOGRAFICA

CUNHA, Sueli Ferreira da; SILVA, Jaime Velasco Câmara da.

Introdução à Gramática da Linguagem Matemática

Rio de Janeiro: Editora Ciência Moderna Ltda., 2019.

1. Matemática
I — Título

ISBN: 978-85-399-1047-3   CDD 510

Editora Ciência Moderna Ltda.
R. Alice Figueiredo, 46 – Riachuelo
Rio de Janeiro, RJ – Brasil   CEP: 20.950-150
Tel: (21) 2201-6662/ Fax: (21) 2201-6896
E-MAIL: LCM@LCM.COM.BR
WWW.LCM.COM.BR   04/19

Aos meus tesouros,
passados (*in memoriam*): Gabriel e Verônica
e presentes/futuros: Letícia, Glória e Matheus.
Os primeiros me orientaram;
os pequenos me inspiram.
Sueli Cunha

Aos meus pais.
Jaime (*in memoriam*) e Aladir
e a minha esposa Elizângela.
Jaime Velasco

Agradecimentos

Às colegas Prof^a. Patrícia Furst e Profª Gabriela Brião que, desde os primeiros instantes acreditaram no projeto *Mate_{Gra}mática*, não só nos incentivando como também nos apoiando em todas as iniciativas de divulgação das propostas da Gramática da Linguagem Matemática.

Aos componentes do grupo *Mate_{Gra}mática* (Diogo Miranda, Jessica Brito, José Jesus Rosa, Matheus Thomé, Natália Lima e Rodrigo Andrade), pela contribuição nas discussões em nossas reuniões. Em particular, a Matheus e Natália que, cuidadosamente, fizeram a releitura do manuscrito e nos trouxeram componentes para a melhoria da redação, de modo a atender às necessidades de professores da Educação Básica, como eles.

À Editora Ciência Moderna, que acatou a nossa proposta de divulgação das noções introdutórias da Gramática da Linguagem Matemática.

Prefácio

Pode-se imaginar que o leitor, ao abrir este livro, esteja se fazendo a seguinte pergunta: *"Por que uma **gramática** da linguagem matemática?"*. Eis aqui uma *justificativa*: quando falamos em nossa língua natural, estamos utilizando sua gramática, mesmo sem perceber. Quando pequenos, nossos pais, e mais tarde nossos professores, nos corrigiam ao falarmos algo errado. Este é o nosso primeiro contato com a gramática de nossa língua. Na escola, na fase da alfabetização, conhecemos as letras, começamos a formar palavras, depois frases, para posteriormente estudarmos as regras gramaticais que, pelos menos algumas delas, já utilizávamos de forma espontânea e regular, ao falarmos. Estudamos conjugação de verbos (segundo seu grupo, tempos e modos), regras de concordância (nominal e verbal) e pontuação, entre outras. Com isso, podemos exprimir, por escrito, o que pensamos e nos nos *comunicar* com qualquer pessoa que conheça o nosso idioma.

E para se comunicar bem em *linguagem matemática*, seria importante também estudar sua *gramática*? Foi o que nos perguntamos, tantas eram as dúvidas dos alunos, quanto ao "significado *daquele* "A" *de cabeça para baixo*", ou quando usar os símbolos "$\in$" ou "$\subset$", ou ainda, a clássica pergunta de "Quando se deve passar para o outro lado *pra baixo* ou *com o sinal trocado*?"; além do famigerado "*corta-corta*", em que resultados absurdos são encontrados por "simplificações" sem critério ou coerência, para citar os casos "mais simples". "Gírias" como estas ("passar para ao outro lado", "corta-corta") escondem o real significado de um procedimento.

Começamos nossas observações e análises, e percebemos que *Sim!* Para se comunicar bem em *linguagem matemática*, é importante também saber sua gramática. Para isto, é necessário conhecer suas *letras* (seu *alfabeto*), a fim de podermos formar *palavras*, depois *frases* e, em seguida, estudarmos suas *regras gramaticais*. As regras gramaticais de uma língua têm a mesma função das regras de um jogo; em ambos os casos, é necessário distinguir o momento adequado para a utilização das "peças" e das regras.

Além disso, podem ser encontradas na gramática da linguagem matemática, alguns dos elementos encontrados na gramática de uma língua natural qualquer. Na língua portuguesa, por exemplo, há uma regra que diz que "antes de p e b só se escreve m", quando há dúvida entre se colocar um "m" ou um "n" (aliás, não nos é explicado o seu motivo, que é de natureza fonética); assim como a letra "o" no final de um substantivo ou de um adjetivo designa, via de regra, gênero masculino, enquanto que a letra "a" designa gênero feminino. Na linguagem matemática, regras similares existem. Por exemplo, m e n designam, via de regra, "*constantes <u>inteiras</u> desconhecidas*", enquanto que i, j e k designam

x *Introdução à Gramática da Linguagem Matemática*

"*valores* *inteiros* *variáveis*".

Devemos observar que, ao escrevermos uma *expressão matemática*, por mais simples que ela seja, o que estamos fazendo na verdade é uma *tradução* de uma ideia, inicialmente expressa em nossa língua natural, para a linguagem matemática. Assim como ao lermos uma expressão matemática, devemos traduzi-la para uma linguagem natural. De fato, ao tratar matematicamente uma situação-problema, é necessário primeiramente traduzi-la da linguagem natural para a linguagem matemática, a fim de encontrar uma solução através de conceitos, operações e propriedades matemáticas. Em seguida, deve-se traduzir esta solução para a linguagem natural. Desta forma, o estudo da linguagem matemática (ou como exprimir uma ideia de forma "simbólica") pode ser visto como o estudo de uma língua estrangeira. Mas, uma boa tradução *não* é aquela onde se traduz palavra por palavra (ou "símbolo" por "símbolo", como se estivesse soletrando). Só se consegue traduzir aquilo que se entende. Assim, é necessário conhecer a gramática das duas linguagens: a de "origem" (aquela em que a mensagem foi inicialmente apresentada) e a de "destino" (aquela para a qual se busca uma tradução).

Vale ainda observar que, assim como ocorre nas línguas naturais, a linguagem matemática também possui seus *dialetos*. Um dialeto é uma variante linguística constituída por características *sintáticas* e *semânticas* (entre outras) próprias. Na linguagem matemática, os dialetos são identificados segundo o *ramo* da matemática referenciado. Podemos destacar, dentre outros, o *Aritmetiquês*, o *Algebrês*, o *Logiquês* e o *Geometriquês*.

Estrutura do Livro

Este é um livro de *gramática da linguagem matemática*, e não um livro didático; assim, não tem por objetivo dar definições precisas dos conceitos ou demonstrar propriedades matemáticas. No entanto, são apresentadas, e analisadas, definições que permitam esclarecer as regras gramaticais relativas ao conceito dado.

O conteúdo deste livro é baseado nos trabalhos, publicados pelo grupo $Mate_{Gra}mática$, que buscam identificar e formalizar a Gramática da Linguagem Matemática. Ele está organizado da seguinte maneira:

- o *Capítulo 1* apresenta as noções básicas da Gramática da Linguagem Matemática, fazendo um paralelo com línguas naturais. São apresentados seu alfabeto, bem como a formação de palavras; após noções de classes gramaticais e de como nomear objetos matemáticos, são listadas algumas relações entre palavras da linguagem matemática, como sinonímia, antonímia, entre outras. Uma noção de pontuação em frases matemáticas é também comentada.

  Os demais capítulos tratam das particularidades dos diversos dialetos identificados na linguagem matemática, a saber:

- o *Capítulo 2* estuda o *Aritmetiquês*, onde são apresentadas as características linguísticas da representação de números, das operações sobre os números e comparação entre eles;

- o *Capítulo 3* estuda o *Algebrês*, que após apresentar a noção de *classes gramaticais* na linguagem matemática, mostra do ponto de vista *gramatical*, a denominação e identificação dos diversos objetos matemáticos presentes neste dialeto, bem como a comparação de valores (contantes desconhecidas ou variáveis). Sendo a formação de palavras por afixação muito utilizada neste dialeto, há uma subseção dedicada a este tema;

- o *Capítulo 4* estuda o *Logiquês*. Este foi um dos primeiros dialetos a serem identificados, quando um dos autores, insatisfeito com o ensino de Lógica por tabelas-verdade, aparentemente um processo "mecânico", começou a utilizar o método de *"Lógica Matemática, sem o auxílio de tabelas-verdade"*. Este método deu origem a uma apostila, utilizada como material de apoio para as aulas de Lógica em turmas de Ciência da Computação e de Licenciatura em Matemática. Este capítulo é uma versão compacta e aprimorada desta apostila, imprimindo a noção de Gramática ao conteúdo nela apresentado.

- o *Capítulo 5* estuda o *Geometriquês*, e aborda, do ponto de vista gramatical, alguns dos principais assuntos da Geometria Euclidiana, se preocupando também com a realização de uma leitura adequada das expressões em linguagem matemática. Busca-se também traduzir frases, escritas em língua portuguesa, para a linguagem matemática, e vice-versa. Este capítulo é maior do que os demais, tendo em vista que a descrição de um objeto geométrico necessita de detalhes que fazem com que a explicação de sua expressão, em linguagem matemática, necessite também ser detalhada; além disso, suas ilustrações permitem melhor compreensão de sua descrição.

Ao final de cada capítulo dos dialetos, há uma lista de exercícios, cujas respostas, de exercícios selecionados, são apresentadas no final do livro.

Este material conta ainda com dois Apêndices:

- Apêndice A, que trata da relação entre palavras antônimas e os diversos afixos de negação;

- Apêndice B, um breve comentário sobre a representação da "ausência" ou do "nada".

Este livro não tem por intuito exaurir todo o conteúdo, apresentado no ensino básico, em relação à Álgebra, ou à Geometria, por exemplo; mas sim busca-se apresentar uma introdução de uma gramática, que ainda está em processo de identificação.

Os autores

Sumário

1 Noções Básicas — **1**
- 1.1 Alfabeto e palavras . . . . — 1
- 1.2 Formação de palavras . . . . — 3
  - 1.2.1 Derivação por afixação . . . . — 3
  - 1.2.2 Composição por justaposição . . . . — 7
- 1.3 Classes e Subclasses Gramaticais . . . . — 7
- 1.4 Nomes e Identificadores . . . . — 8
- 1.5 Sinonímia e Equivalência semântica . . . . — 10
- 1.6 Antonímia . . . . — 11
- 1.7 Polissemia e Homonímia . . . . — 12
- 1.8 Pontuação . . . . — 13

2 O *Aritmetiquês* — **15**
- 2.1 Números . . . . — 15
  - 2.1.1 Números naturais . . . . — 15
  - 2.1.2 Números inteiros . . . . — 16
  - 2.1.3 Números fracionários . . . . — 18
  - 2.1.4 Números decimais . . . . — 23
  - 2.1.5 Números racionais . . . . — 24
- 2.2 Operações elementares . . . . — 26
- 2.3 Pontuação . . . . — 32
- 2.4 Comparação de valores . . . . — 33
- 2.5 Exercícios . . . . — 35

3 O *Algebrês* — **37**
- 3.1 Classes e Subclasses Gramaticais . . . . — 37
- 3.2 Nomes e Identificadores . . . . — 39
- 3.3 Comparação de valores . . . . — 42
- 3.4 Os afixos . . . . — 44
- 3.5 Exercícios . . . . — 47

xiv *Introdução à Gramática da Linguagem Matemática*

4 O *Logiquês*   **51**

4.1 Conceitos Básicos 51

4.2 Cálculo Proposicional 54

    4.2.1 Negação 54

    4.2.2 Conjunção 55

    4.2.3 Disjunção 56

    4.2.4 Condicional 57

    4.2.5 Bicondicional 58

4.3 Negação de uma proposição composta 60

4.4 Pontuação 61

4.5 Tautologia e contradição 63

4.6 Relação entre proposições lógicas 63

    4.6.1 Implicação lógica 63

    4.6.2 Equivalência lógica 64

    4.6.3 Tautologia e relações entre proposições lógicas 66

4.7 Quantificador Universal e Quantificador Existencial 66

4.8 Exercícios 68

5 O *Geometriquês*   **71**

5.1 Pontos, Retas e Planos 72

    5.1.1 Posição relativa entre ponto e reta e entre ponto e plano 75

    5.1.2 Posição relativa entre duas retas 75

    5.1.3 Posição relativa entre dois planos 80

    5.1.4 Posição relativa entre uma reta e um plano 81

5.2 Segmentos de reta, Semirretas e Ângulos 82

    5.2.1 Medidas e Tipos de ângulos 85

    5.2.2 Ângulo entre retas, Ortogonalidade e Perpendicularismo 89

5.3 Circunferências, Círculos e Arcos 92

5.4 Polígonos 97

    5.4.1 Tipos de polígonos 100

    5.4.2 Congruência e Semelhança de polígonos 105

5.5 Triângulos 110

    5.5.1 Classificação dos triângulos 111

    5.5.2 Congruência e Semelhança de triângulos 114

    5.5.3 Elementos notáveis de um triângulo 116

5.6 Quadriláteros 120

5.7 Exercícios 130

A	**Palavras antônimas**	**133**
	A.1 Antonímia por afixação	133
	A.1.1 Afixos de negação	133
	A.1.2 Afixo de Oposição	135
	A.1.3 Afixos de sentidos opostos	138
	A.2 Antonímia por palavras que exprimem oposição	138

B Representação da ausência   **141**

Respostas de Exercícios Selecionados   **143**

Índice Remissivo   **149**

Referências   **155**

Capítulo 1

Noções Básicas

Os elementos básicos de uma linguagem são seu *alfabeto* e as maneiras de formar suas *palavras*. Com esses elementos, podem ser construídas *expressões* ou *frases*, para exprimir uma ideia. Uma frase, escrita corretamente, obedece a *regras de sintaxe* (que descrevem as estruturas da linguagem) e deve representar o significado da ideia apresentada (sua semântica).

As seções a seguir apresentam algumas *noções básicas* da linguagem matemática, cujas particularidades de cada dialeto são detalhadas em seus respectivos capítulos.

1.1 Alfabeto e palavras

O *alfabeto* da linguagem matemática é formado pelas 26 letras do alfabeto latino (em diversos formatos: maiúsculas, minúsculas, cursivas, etc.), letras do alfabeto grego, algarismos e símbolos matemáticos. No estudo da gramática da linguagem matemática, todos estes elementos são vistos como **letras**.

Exemplo 1.1. $a, x, i, A, B, P, \mathcal{M}, \mathcal{P}, \alpha, \gamma, \delta, \Delta, \sum, 1, 0, \partial, \emptyset, \perp, //, \exists$; todas são *letras* do alfabeto da linguagem matemática, independentemente de serem "letras" de outros alfabetos (latino ou grego) ou "símbolos matemáticos".

No entanto, estas letras não são (e nem devem ser) apresentadas todas ao mesmo tempo (como se faz no processo de alfabetização de uma linguagem latina, por exemplo). Não há necessidade de apresentar em um primeiro contato, por exemplo, as letras ∂ e $\sum$ que serão, quando muito, utilizadas posteriormente, em um nível intermediário do aprendizado da linguagem matemática.

Uma *palavra* é uma concatenação de letras do alfabeto, com algum sentido na linguagem estudada (por exemplo "*lryk*" **não** é uma palavra da língua portuguesa; mas "*escola*" é, e significa "Instituição pública ou privada que tem por finalidade ministrar ensino coletivo.", segundo o dicionário Michaelis[16]).

Exemplo 1.2. $ABC, 2x, 12, \sim p$ são palavras da linguagem matemática e significam, respectivamente, o "triângulo de vértices nos pontos A, B e C", "o dobro de um número real", "doze unidades", e "a

2 *Introdução à Gramática da Linguagem Matemática*

negação de uma proposição lógica".

Uma *locução* é uma "combinação fixa de palavras que funcionam semântica e sintaticamente como uma unidade" [3]. Por exemplo "em silêncio" (significando "silenciosamente").

Exemplo 1.3. *"$p \to q$" é uma locução que significa "a afirmação q é verdadeira, à condição de p".*

No estudo da gramática da linguagem matemática, podem ser encontrados alguns dos elementos existentes em uma língua natural. Como primeiros exemplos, podemos citar:

1. *Diferentes palavras formadas pelo mesmo conjunto de letras*

   Pode ocorrer, em uma língua natural, de várias palavras serem formadas pelo mesmo conjunto de letras. A inversão das letras provoca a formação de palavras com significados bem diferentes. Por exemplo,

   - em <u>português</u>: *caso, caos, soca, saco*;

   - em <u>francês</u>: *amis* (amigos), *mais* (mas);

   - em <u>espanhol</u>: *nave* (nave), *vena* (veia).

   Na linguagem matemática, com as letras 2 e x podem ser formadas as palavras $2x, x^2$ e x_2, que possuem significados diferentes. A primeira significa *"o dobro de um número real"*; a segunda, *"o quadrado de um número real"* e, finalmente, a terceira significa, por exemplo, *"o segundo valor de uma sequência ordenada de variáveis reais"* (ou *a segunda coordenada de um vetor*, entre outros[1]).

2. *Palavras que contêm uma parte comum* (vide Seção 1.2.1)

   As palavras *feliz<u>mente</u>, agradavel<u>mente</u>* e *curiosa<u>mente</u>* possuem todas a mesma terminação: <u>mente</u>. Esta característica as torna palavras com significados de mesma natureza: todas representam um ***modo*** (são, neste caso, *advérbios de modo*). E isto porque, nestes casos[2], "<u>mente</u>" é um sufixo (elemento que se coloca ao final de uma palavra, dita *primitiva*), indicando "modo".

   Na linguagem matemática, temos, por exemplo, x^{-1}, f^{-1}, M^{-1}, todas palavras relacionadas à noção de inverso (respectivamente, "o inverso de um número real não nulo, *(diferente de 0)*"; "a função inversa de uma dada função f, *bijetiva*"; "a inversa de uma matriz quadrada M, *com determinante não nulo*"). Elas têm em comum uma mesma *"parte"* (ou *"subpalavra"*): "-1". Assim, "-1" é um *sufixo* que indica *"o inverso de"*.

---

[1] Como é visto mais adiante, x_2 é então uma palavra polissêmica (Seção 1.7, página 12).

[2] Vale ressaltar que nem toda palavra terminada por <u>mente</u> é um advérbio. Por exemplo: demente, dormente. Na verdade, a palavra "mente", quando utilizada como sufixo, deve ser acrescentada a um *adjetivo*, em seu gênero feminino, tornando-o um advérbio de modo. Nos exemplos citados acima, ao extrairmos o sufixo "mente", obtemos, respectivamente, os adjetivos "feliz", "agradável" e "curiosa". Por outro lado, se extraímos a subpalavra <u>mente</u> de "demente", nos resta a subpalavra "de", que não é um adjetivo; da mesma forma, se a extraímos de "dormente", nos resta a subpalavra "dor", que também não é um adjetivo.

Capítulo 1 - Noções Básicas **3**

3. *Palavras formadas por uma única letra*

Em algumas línguas naturais, pode ocorrer de uma palavra ser formada por apenas uma letra. Seguem alguns exemplos:

- em <u>português</u>,

  * a vogal "a" pode ser utilizada, por exemplo, como um pronome pessoal ou como um artigo definido ("Eu *a* convidei para *a* festa de São João.");

  * a vogal "e" pode ser utilizada como uma conjunção aditiva ("Maria foi ao parque *e* voltou cansada.").

- em <u>francês</u>,

  * a vogal "a" pode ser utilizada como a conjugação da 3ª pessoa do singular do verbo "avoir", no presente ("Elle *a* un beau chapeau.");

  * a vogal "y" pode ser utilizada como pronome relativo de lugar ("Nous *y* sommes allés.").

- em <u>espanhol</u>,

  * a vogal "o" pode ser utilizada como uma conjunção disjuntiva[3] ("¿Qué prefieres? ¿Pollo *o* pescado?");

  * a consoante "y" pode ser utilizada como uma conjunção aditiva ("Me gustan los perros *y* los gatos.").

Na linguagem matemática, temos, por exemplo, $\exists, <, f, A$, que são palavras formadas por uma única letra. Seus significados são, respectivamente, "o quantificador existencial *existe*", "o operador relacional *menor do que*", "o nome de uma função", e finalmente, A que, em *Geometriquês*, representa um ponto, enquanto que em *Algebrês*, pode representar um conjunto ou uma matriz.

1.2 Formação de palavras

Na língua portuguesa, como em muitas outras línguas, novas palavras podem ser formadas a partir de uma (ou mais) palavras. Há pelo menos dois processos de formação de palavras: *derivação por afixação* e *composição por justaposição*. Em linguagem matemática, podem ser encontradas palavras formadas por esses dois processos.

1.2.1 Derivação por afixação

A *derivação por afixação* consiste em incluir afixos em uma palavra dita *primitiva*. Na linguagem matemática também existem afixos; isto é, *letras ou subpalavras que indicam "a mesma modificação" de uma palavra primitiva ou que "lhe dão outro significado"*. Além disso, foram identificados outros tipos de afixos, além dos encontrados na língua portuguesa, por exemplo, como descrito a seguir:

---

[3] *Conjunções disjuntivas* exprimem, entre outros, alternativas.

4 *Introdução à Gramática da Linguagem Matemática*

1. *prefixo*: como em português (ou em algumas outras línguas latinas), na linguagem matemática, os prefixos são incluídos no início da "palavra primitiva", modificando seu significado.

   Exemplo 1.4. A palavra "$\sim$" é um prefixo de negação no dialeto *logiquês*; isto é, indica o sentido oposto da palavra original. Assim, se uma proposição lógica, representada por p, é verdadeira, a proposição $\sim p$ é falsa; por outro lado, se p é falsa, a proposição $\sim p$ é verdadeira.

2. *sufixo*: novamente, como em português (espanhol, francês, italiano, etc.), na linguagem matemática, os sufixos são incluídos no final da "palavra primitiva". Contrariamente ao que ocorre língua portuguesa (em que os sufixos, geralmente, mudam a classe gramatical da palavra primitiva), na linguagem matemática, os sufixos dão um novo significado à palavra primitiva. Seguem alguns exemplos, que serão detalhados nos capítulos de seus respectivos dialetos.

   Exemplo 1.5. "!" é uma palavra que, quando utilizada como sufixo, pode dar dois sentidos diferentes, segundo o contexto. Em $n!$, ele modifica o sentido de n, indicando agora "o fatorial de n"; ao passo que em "$\exists!$" ele modifica o sentido do quantificador existencial $\exists$, indicando agora a "unicidade" do elemento que possui a propriedade indicada.

   Exemplo 1.6. A palavra "$\prime$", quando utilizada como sufixo, indica *derivado de*. Em português, *derivado* é um adjetivo que significa "que tem origem em ou é proveniente de algo" [2].

   De um modo geral, em linguagem matemática, quando se deseja nomear um objeto que representa uma variação de um outro, usa-se o sufixo "$\prime$". Em *Geometriquês*, por exemplo, esse sufixo também indica que algo *é proveniente*, ou "derivado", de outro, como ilustra o Exemplo 5.10 (página 92).

   Do mesmo modo, f' é lida como a "derivada da função f". Além disso, f'' representa a "segunda derivada de f"; em particular, f'' é sinônima de $(f')'$ e significa a "derivada da derivada da função f".

   É interessante observar que, em linguagem matemática, os sufixos às vezes podem aparecer acima e outras vezes, abaixo, como em x^2 e x_2. No primeiro caso, ele é denominado *sufixo superior*, e no segundo, *sufixo inferior*.

3. *sobrefixo*: em português, o prefixo *sobre* significa "*em cima de*". Assim, um sobrefixo, em linguagem matemática, é uma palavra que é incluída *em cima da* palavra original.

   Exemplo 1.7. A palavra "/" é um sobrefixo de negação em *Algebrês*, assim como em *Geometriquês*; isto é, indica o oposto da palavra original, como em $\notin, \not\subset, \nexists, \neq$. (veja Apêndice A, página 134)

4. *suprafixo*: em português, o prefixo *supra* significa "*acima de*". Assim, um suprafixo, em linguagem matemática, é uma palavra que é incluída *acima da* palavra original.

Capítulo 1 - Noções Básicas **5**

Exemplo 1.8. A palavra "—", quando utilizada como suprafixo em:

- $\overline{AB}$, do *Geometriquês*, indica o comprimento (tamanho) de AB, o segmento de reta de extremos em A e B;

- $\overline{A}$, do *Algebrês*, indica o complementar do conjunto A;

- $4,3\overline{27}$, do *Aritmetiquês*, para indicar que 27 forma o período desta dízima periódica composta.

5. *infrafixo*: em português, o prefixo *infra* significa *"abaixo de"*. Assim, um infrafixo, em linguagem matemática, é uma palavra que é incluída *abaixo da* palavra original.

   Exemplo 1.9. A palavra "−", quando utilizada como infrafixo nas palavras $\geq$, $\leq$ ou $\subseteq$, significa "ou igual a". Assim, essas palavras são lidas, repectivamente, como "maior do que *ou igual a*", "menor do que *ou igual a*" e "contido em *ou igual a*".

6. *parassíntese*: em algumas línguas latinas (português, por exemplo), a parassíntese consiste na inclusão simultânea de um prefixo e um sufixo, como em *infelizmente*. Em linguagem matemática, este conceito foi ampliado para "inclusão simultânea de *pelo menos dois* afixos, como em x_i^2 (em que à palavra "x", foram acrescidos o sufixo superior "2" e o sufixo inferior[4] "i") ou em $\overline{A}_i$ (em que à palavra "A", foram acrescidos o sufixo inferior "i" e o suprafixo "−").

7. *circunfixo*: na linguagem matemática, foram identificados dois tipos de *circunfixos*:

   (a) O primeiro deles, como na língua portuguesa, um *afixo descontínuo*; em outros termos, a inclusão de dois afixos (em português, prefixo e sufixo) em que a retirada de *apenas um* deles resulta em um "termo" sem sentido na língua considerada, como em "entardecer", onde "tardecer" e "entarde" não são palavras da língua portuguesa.

   Por exemplo, $|x|$, $|A|$, $\displaystyle\sum_{i=1}^{n}$, $\lfloor x \rfloor$, $\lceil x \rceil$, entre outros, que indicam, respectivamente, "o valor absoluto de uma variável real", "o número de elementos de A" (se A representa um conjunto) ou "o determinante de A" (se A representa uma matriz quadrada), "a soma de n parcelas", "o piso de x" (isto é, o maior número inteiro menor do que o valor de x) e "o teto de x" (isto é, o menor número inteiro maior do que o valor de x).

   Observe que, como na parassíntese, um circunfixo pode ser formado por outros afixos, além do prefixo e sufixo, como em $\displaystyle\sum$, que contém um infrafixo e um suprafixo[5].

---

[4] Um sufixo inferior i (que representa um valor variável inteiro) indica "o i-ésimo termo de uma lista de elementos (vide página 38). Por exemplo, x_i (o $-i$-ésimo valor de uma lista de variáveis reais), A_i (o i-ésimo conjunto de uma lista de conjuntos).

[5] É também aceitável que esta palavra seja formada com um sufixo inferior e um sufixo superior, como em $\sum_{i=1}^{n}$.

É importante observar ainda que a palavra $\sum$ pode conter apenas um afixo como em $\sum_{i \in \mathbb{N}}$ ou em $\sum_{i \in A}$, ou ainda em $\sum_{i}$. No entanto, em $\sum_{i=1}^{n}$ não há como escrever $\sum_{i=1}$ sem o suprafixo "n", tendo em vista que o afixo descontínuo (o circunfixo) "$i=1$" e "n" indica o intervalo de variação do índice da soma (isto é, o índice i começa com o valor 1, crescendo de um em um até atingir o valor n); logo, é necessário indicar seus limites inferior e superior.

(b) Por outro lado, como *circum* (*circun*) é um prefixo latino que significa "*em volta de*", podem-se identificar circunfixos que "*circundam*" (total ou parcialmente) a palavra primitiva.

Por exemplo, $\oplus$, $\sqrt{\ }$, entre outros, representando respectivamente "soma direta" e "raiz quadrada de".

Vale observar que, na língua portuguesa, não há um consenso quanto às definições de parassíntese e circunfixo. Segundo Valente et al [25], há autores que consideram a parassíntese um caso particular do circunfixo.

No entanto, na linguagem matemática, a distinção entre parassíntese e circunfixo é que, enquanto no circunfixo (como consideram alguns autores de gramática da língua portuguesa, por exemplo, Lopes, *apud* [25]), os "afixos auxiliares" compõem um *afixo descontínuo* (a inclusão de apenas um deles **não** forma uma palavra da linguagem matemática), na parassíntese, a inclusão de apenas um deles (podendo inclusive ser um circunfixo, conforme os itens b, c e d a seguir) forma uma outra palavra.

Exemplo 1.10.

a) em x_i^2, que significa, por exemplo, "o quadrado da i-ésima variável de uma lista de variáveis reais", temos um sufixo inferior e um sufixo superior. No entanto, em x_i, temos simplesmente "a i-ésima variável de uma lista de variáveis reais"; enquanto que em x^2, temos "o quadrado de uma variável real".

b) em $|A_i|$, que significa, por exemplo, "o número de elementos do i-ésimo conjunto de uma lista de conjuntos", temos um circunfixo e um sufixo inferior. No entanto, em $|A|$, temos "o número de elementos do conjunto A"; enquanto que em A_i, temos simplesmente o "i-ésimo conjunto de uma lista de conjuntos".

c) em $|\overline{A_i}|$, que significa ou "o número de elementos do complementar do i-ésimo conjunto de uma lista de conjuntos", temos um circunfixo, um suprafixo e um sufixo inferior. No entanto, em $|A|$ e em A_i, temos o exposto no item anterior; enquanto que em $\overline{A}$, temos "o complementar do conjunto A".

1.2.2 Composição por justaposição

Uma outra maneira de formar palavras é a utilização da *justaposição*; isto é, *junção de duas ou mais palavras, sem alteração dos elementos formadores*.

Exemplo 1.11. A palavra $\sum_{i=1}^{n} 2i$, que se lê "a soma dos n primeiros números pares positivos", é formada pela justaposição das palavras $\sum_{i=1}^{n}$ (soma de n termos) e $2i$ (número par).

Observação: Palavras compostas por justaposição de outras palavras, que representam unicamente quantidades, possuem sentidos diferentes, segundo o dialeto considerado. Em *Aritmetiquês*, uma justaposição deste tipo representa uma ideia de adição, enquanto que em *Algebrês* ela representa um produto (isto é, o resultado de uma multiplicação).

De fato, em "347" (palavra do *Aritmetiquês*, formada pela justaposição das palavras "3", "4" e "7"), compreende-se "a adição de 3 centenas com 4 dezenas e com 7 unidades"; assim como em $1\frac{3}{8}$, compreende-se a adição de 1 inteiro com a fração $\frac{3}{8}$. Por outro lado, em $2k$, bem como ab (palavras do *Algebrês*, formadas, respectivamente, pela justaposição das palavras "2" e "k", e "a" e "b"), compreende-se, respectivamente "o dobro de k" e "o do produto de a por b".

Em *Geometriquês*, a justaposição de nomes de dois pontos dá origem a uma palavra que representa o segmento de extremos nestes pontos. Por exemplo, AB é uma palavra que significa "o segmento de extremos nos pontos A e B".

Justapondo o nome de mais um ponto a essa palavra, obtém-se uma outra que significa "o triângulo de vértices nesses três pontos" (desde que estes não sejam colineares). Continuando esse processo de justaposição, sob certas condições a respeito dos pontos (vide Seção 5.4, página 97), obtêm-se palavras que representam polígonos de vértices nesses pontos.

1.3 Classes e Subclasses Gramaticais

Em português, define-se classe gramatical (substantivo, adjetivo, verbo, etc.) como "conjunto de palavras que têm propriedades morfológicas e sintáticas idênticas" [16]. Em linguagem matemática, podem ser identificadas as classes constantes, variáveis, operadores, pontos, polígonos, entre outras [8]. Em português, algumas classes podem ser subdivididas nas chamadas subclasses (na classe advérbio, por exemplo, encontram-se os advérbios de tempo, de modo, de lugar, de intensidade, etc.); analogamente, em linguagem matemática, uma classe gramatical é um conjunto de palavras que representam um mesmo tipo de objeto matemático. Por exemplo: variáveis inteiras, variáveis reais; operadores aritméticos, operadores relacionais, operadores lógicos; entre outros. Cada uma dessas classes e subclasses segue uma regra para a nomeação de seus elementos, que, como dito antes, é detalhada nos capítulos de cada dialeto. Seguem alguns exemplos:

8 *Introdução à Gramática da Linguagem Matemática*

1. <u>constante</u>: um valor fixo, que pode ser conhecido ou não. Por exemplo, coeficientes de uma equação, medida de um ângulo, entre outros; assim

   * se conhecido, em *Aritmetiquês* ou em *Algebrês*, ele é nomeado por numerais[6];

   * se desconhecido, em *Algebrês*, a constante

   ** <u>real</u>, é geralmente nomeada pelas primeiras letras do alfabeto latino $(a, b, c, ...)$;

   ** <u>inteira</u>, é geralmente nomeada pelas letras k, m, n;

   ** em *Geometriquês*, medida de um ângulo é geralmente nomeada por letras gregas minúsculas, usualmente θ.

2. <u>variável</u>: uma quantidade que pode assumir valores diferentes em uma expressão; é geralmente identificada pelas letras:

   * x, y, z, se for real;

   * i, j, k, se for inteira.

   Observe que a letra k pode tanto representar uma constante inteira como uma variável inteira; dependerá do contexto em que ela se encontra.

3. <u>proposição lógica</u>: uma afirmação que pode assumir um único valor lógico: ou verdadeiro ou falso; é geralmente nomeada pelas letras $p, q, r, ...$;

   * se for uma proposição simples, são utilizadas letras minúsculas;

   * no caso de uma proposição composta, são utilizadas letras maiúsculas.

4. <u>reta</u>: noção primitiva (isto é, objeto estabelecido sem definição), que é nomeada:

   * por letras minúsculas latinas, usualmente r, s e t;

   * pela justaposição dos nomes de dois pontos distintos, acrescido do sobrefixo "$\longleftrightarrow$" (por exemplo, $\overleftrightarrow{AB}$), quando se deseja explicitar que essa reta passa por tais pontos.

1.4   Nomes e Identificadores

Como visto anteriormente, os objetos matemáticos possuem um nome. No entanto, eles também podem ser identificados por meio dos denominados *identificadores*. Um identificador, geralmente uma locução, indica uma das diferentes formas (operações) de obter o objeto em questão. Por exemplo,

- em *Aritmetiquês*, o numeral 7 é o nome da quantidade representada, por exemplo, pela quantidade de elementos do conjunto da Figura 1.1.

---

[6]Algumas constantes numéricas irracionais conhecidas são também denominadas por letras gregas minúsculas (como $\pi = 3,1415926535897932846...$ ou $\phi = 1,6180339887...$).

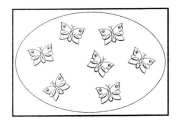

Figura 1.1: Representação da quantidade "sete", cujo nome, em *Aritmetiquês*, é 7.

No entanto, esta quantidade pode ser identificada (ou representada) de diversas maneiras, como, por exemplo, $3 + 4$, conforme Figura 1.2, ou ainda, por

$$\sqrt{49},\ 14 \div 2,\ 13 - 6,\ 2 \times 6 - 5,\ 2 \times 3 + 1,\ \ldots$$

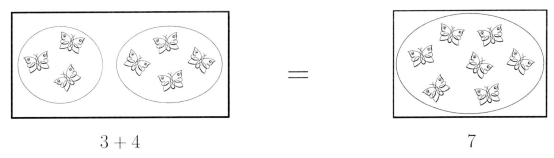

Figura 1.2: Um identificador da quantidade "sete": $3 + 4$.

- em *Algebrês*, uma quantidade (uma constante desconhecida ou uma variável) pode ser identificada pelo seu nome (por exemplo, a ou x, respectivamente) ou por alguma maneira de calculá-la. Por exemplo,

  $$c = a + b,\ d = 3a,\ \Delta = \sqrt{b^2 - 4ac},\ \ldots$$

- em *Logiquês*, uma proposição composta é nomeada por uma letra maiúscula latina, por exemplo P ou Q. No entanto, ela pode ser identificada por meio das proposições simples que a compõem e respectiva(s) operação(ções). Por exemplo,

  $$P(p,q) : p \vee q; \qquad Q(p,q) : p \rightarrow p \wedge q.$$

Notação funcional

Alguns objetos podem ser nomeados por palavras ditas em *notação funcional*[7]: isto é, palavras que indicam uma característica de um objeto, e o objeto que a possui. Uma palavra em notação funcional é formada por uma subpalavra indicativa de uma característica de um determinado objeto (ou de uma

---
[7] Esta denominação, *notação funcional*, deriva da notação de uma função, $f(x)$, onde f é o nome da função e x, seu argumento.

10 *Introdução à Gramática da Linguagem Matemática*

lista de objetos relacionados pela característica), seguida do nome do objeto entre parêntesis. Por exemplo,

- $det(A)$, representando o **determinante** (a característica) de uma matriz A (o objeto);

- $sen(\theta)$ representando o **seno** (a característica) de um ângulo de medida θ (o objeto);

- $d(A, r)$ representando a **distância** (a característica) entre o ponto A e a reta r (os objetos relacionados pela característica).

Vale observar que, em *Logiquês*, uma palavra em notação funcional possui uma semântica diferente: ela indica as proposições (simples ou compostas) que formam uma proposição composta. Em outros termos, no exemplo acima, $Q(p, q)$ indica que as proposições simples p e q formam a proposição composta Q.

1.5 Sinonímia e Equivalência semântica

Segundo o dicionário Michaelis [16], *sinonímia* é uma "relação de sentido entre palavras da *mesma categoria gramatical*, que podem ter o mesmo ou quase o mesmo significado" (grifo nosso), enquanto que *equivalência* é a "qualidade daquele que é igual em valor".

Em linguagem matemática, podem também ser encontradas palavras ou locuções que são *sinônimas*, isto é "nomes que representam **exatamente** o mesmo objeto". Por outro lado, em *Algebrês*, por exemplo, palavras, locuções ou expressões *equivalentes* são aquelas que embora sejam diferentes (isto é, possuem significados diferentes) representam o mesmo valor (propriedades algébricas são exemplos de equivalência); do mesmo modo, em *Logiquês*, proposições equivalentes são aquelas que possuem o mesmo valor lógico.

Exemplo 1.12.

1. em *Aritmetiquês*, o nome e um identificador são formas de identificar o mesmo número. Assim, $3 + 4$ é uma locução <u>sinônima</u> da palavra 7; por outro lado, dois identificadores são palavras ou expressões <u>equivalentes</u>, tendo em vista que os identificadores indicam diferentes formas (ou operações) de se obter o mesmo valor. Assim,

   * "$3 + 4$" e "7" são <u>sinônimas</u>, assim como "$\sqrt{49}$" e "7";

   * por outro lado, "$3 + 4$" e "$\sqrt{49}$" são <u>equivalentes</u>.

2. em *Algebrês*, assim como em *Aritmetiquês*, o nome e um identificador são formas de identificar o mesmo valor. Assim,

   * "$a \times b$" e "ab" são <u>sinônimas</u>, tendo em vista que "ab" significa o produto de a por b, que corresponde ao resultado da operação de multiplicação de a por b ($a \times b$ é um identificador do valor ab);

* por outro lado "$(a+b)^2$" e "$a^2+2ab+b^2$" são <u>equivalentes</u>, tendo em vista que embora a primeira signifique "o quadrado da soma de a e b", e a segunda signifique "a soma do quadrado de a com o dobro do produto de a por b, com o quadrado de b", ambas resultam sempre em um mesmo valor, quaisquer que sejam os valores de a, b e c.

3. em *Geometriquês*,

* "$A\widehat{B}C$" e "$\widehat{ABC}$" são <u>sinônimas</u>, pois ambas significam a medida do ângulo $\angle ABC$, de vértice em B;

* por outro lado, a distância entre dois pontos A e B, nomeada por $d(A, B)$, é equivalente à medida do segmento AB, representada por $\overline{AB}$.

Vale observar que palavras sinônimas são também equivalentes. A sinonímia é então, em termos gramaticais da linguagem matemática, um caso particular da equivalência.

1.6 Antonímia

Segundo o dicionário Michaelis [16], *antônimo* é uma "palavra, expressão ou unidade linguística de significado contrário ou incompatível ao de outra". Em português, por exemplo, temos:

1. alto e baixo; direita e esquerda; alegre e triste;

2. feliz e infeliz; organizado e desorganizado;

3. bemdizer e maldizer.

Observe que os antônimos podem ser formados por palavras diferentes, com radicais diferentes, que exprimam uma relação de contrariedade e oposição (como nos exemplos em 1.); por prefixos de negação (como nos exemplos em 2., com os prefixos *in* e *des*); ou ainda, a antonímia pode originar-se de prefixos de sentidos opostos (como *bem* e *mal*, nos exemplos em 3).

Em linguagem matemática, foram também identificadas palavras antônimas, segundo as três categorias citadas. Por exemplo,

1. $>$ e $<$; $+$ e $-$; $\times$ e $\div$;

2. $\in$ e $\notin$, $>$ e $\not>$; A e $\overline{A}$; p e $\sim p$, 2 e -2;

3. $2x$ e $\dfrac{x}{2}$.

Vale observar que, em linguagem matemática, podem ser identificados diferentes afixos de negação: nos exemplos: sobrefixo ("/"), suprafixo ("$-$"), prefixo ("$\sim$" e "$-$"); bem como afixos de sentidos opostos (o prefixo "2" e o infrafixo composto "$\overline{2}$" - vide página 41). Destacamos ainda que a negação de "maior do que", $\not>$, pode ser representada pela palavra sinônima (e mais usual) $\le$.

12 *Introdução à Gramática da Linguagem Matemática*

Além disso, em linguagem matemática, identificou-se a antonímia por meio de um *afixo de oposição*[8], como o sufixo superior "-1" em 2 e 2^{-1}. No Apêndice A (Subseção A.1.2), este sufixo é estudado com mais detalhes.

1.7 Polissemia e Homonímia

Em algumas línguas naturais, há palavras que possuem diversos sentidos. Por exemplo:

1. em português:

    1.a) "José quebrou o *pé* ao descer do *pé* de laranja lima."

    1.b) "Quem *casa* quer *casa*."

2. em francês:

    2.a) "*Cher* ami, ce cadeau est *cher* !!"   ("*Caro amigo, este presente é caro!!*")

    2.b) "Cet *été*, nous avons *été* au Midi."   ("*Neste verão, nós estivemos no Midi*[9].")

No entanto, há dois tipos de classificação para palavras com esta caraterística: *polissemia* e *homonímia*. Enquanto *polissemia* consiste na "Propriedade de uma palavra ou locução que tem vários sentidos." [3], *homonímia* consiste na caraterística de uma "palavra que, com sentido diferente, se escreve e pronuncia do mesmo modo que outra" [3].

Normalmente, define-se duas palavras *homônimas* como sendo aquelas que apresentam a mesma forma (fonética ou gráfica), mas que têm dois significados diferentes não relacionáveis entre si. Por outro lado, considera-se uma palavra *polissêmica* quando ela apresenta vários significados (mais do que um), sendo possível estabelecer uma relação entre eles [7]. Assim, nos subitens "b)", dos itens 1. e 2., temos exemplos de homonímia, uma vez que, em cada caso, as palavras são inclusive de classes gramaticais diferentes[10]; por outro lado, os dos subitens "a)" são exemplos de polissemia.

Na linguagem matemática, foram identificadas palavras polissêmicas bem como palavras homônimas.

Exemplo 1.13.

1. "*A*" é uma palavra homônima, pois ela possui diversos sentidos diferentes, inclusive no mesmo dialeto, a saber: "*A*" pode significar tanto uma matriz quanto um conjunto, em *Algebrês*, além de poder significar um ponto em *Geometriquês*.

---

[8]Na língua portuguesa, um prefixo de oposição não caracteriza necessariamente um antônimo, apenas uma ideia de "contrariedade" (como em *anti*oxidante ou *contra*senso) ou "inversão", "sentido contrário" (como em *anti-horário* ou *contra*mão).

[9]"*Midi*" correspondendo a um sinônimo de *Sul*, na língua francesa antiga.

[10]No exemplo 2.b), a primeira palavra *été* é um substantivo, indicando uma estação do ano; enquanto que a segunda corresponde ao verbo "*être*", flexionado.

2. "$A \times B$" é uma palavra polissêmica, pois representa "produto":

   a) <u>cartesiano</u>, se A e B representam conjuntos;

   b) <u>matricial</u>, se A e B representam matrizes (compatíveis).

1.8   Pontuação

Em linguagens naturais, uma pontuação pode mudar o sentido de uma frase. Nas sentenças a seguir, por exemplo, a pontuação altera a pessoa dita "inteligente". Além disso, na leitura, a pontuação indica a entonação correta para exprimir uma ideia ou outra.

1. Paulo diz: o professor é muito inteligente.

2. Paulo, diz o professor, é muito inteligente.

A linguagem matemática possui também sinais de pontuação que, em uma leitura "soletrada"[11] permite também mudar a entonação. Por exemplo: em $3x^2$, a leitura "soletrada" é "três vezes, 'xis' ao quadrado"; por outro lado, em $(3x)^2$, a leitura "soletrada" é "três vezes 'xis', ao quadrado". Observe a mudança de posição da vírgula, em sua função de pausa. No entanto, a primeira palavra, $3x^2$, indica que será obtido como resultado *o triplo do quadrado do valor de uma variável real*, enquanto que a segunda, $(3x)^2$, indica que o resultado obtido é *o quadrado do triplo do valor de uma variável real*. Esta última leitura (*interpretada*) das duas palavras permite eliminar a dúvida do significado da expressão, tornando assim mais simples sua compreensão.

A pontuação, que em linguagem matemática se faz com pares de parêntesis (colchetes ou chaves), permite, entre outros,

1. alterar a prioridade entre as operações.

   Exemplo 1.14.

   i) *em Aritmetiquês*: $4 + 5 \times 6$ e $(4 + 5) \times 6$ (a primeira significa "a soma de 4 com o produto de 5 por 6"; enquanto que a segunda significa "o produto da soma de 4 com 5, por 6");

   ii) *em Algebrês*: $a + b \times c$ e $(a + b) \times c$ (significado análogo ao do item i), considerando valores constantes reais desconhecidos);

   iii) *em Logiquês*: $p \to q \vee r$ e $(p \to q) \vee r$ (a primeira significa "uma condição, relacionando uma proposição simples p com uma alternativa entre q e r"; enquanto que a segunda significa "uma alternativa entre uma condicional relacionando as proposições simples p e q, e uma proposição simples r");

   iv) *em Geometriquês*: $\vec{u} + \vec{v} \times \vec{w}$ e $(\vec{u} + \vec{v}) \times \vec{w}$ (a primeira significa "a soma do vetor $\vec{u}$ com o vetor resultante do produto vetorial entre os vetores $\vec{v}$ e $\vec{w}$"; enquanto que a segunda significa "o produto vetorial do vetor soma de $\vec{u}$ com $\vec{v}$, por $\vec{w}$").

---

[11]Uma leitura soletrada é aquela feita símbolo por símbolo.

14 *Introdução à Gramática da Linguagem Matemática*

2. evitar más interpretações.

Exemplo 1.15. *Em Algebrês:*

i) $f^{-1}(x)$ e $(f(x))^{-1}$ (a primeira significa "a inversa da função f, aplicada ao ponto x"; enquanto que a segunda significa "o inverso do valor da função f aplicada ao ponto x");

ii) $\sum_{i=1}^{n} 2i-1$ e $\sum_{i=1}^{n}(2i-1)$ (a primeira significa "o antecessor da soma dos n primeiros números pares positivos"; enquanto que a segunda significa "a soma dos n primeiros números ímpares positivos").

3. retirar possíveis ambiguidades.

Exemplo 1.16.

i) Não há uma prioridade pré-definida entre as operações de disjunção e conjunção, em Lógica. Assim, em *Logiquês*, $p \vee q \wedge r$ significa $p \vee (q \wedge r)$ ou $(p \vee q) \wedge r$?

ii) Operações binárias *não associativas* necessitam de pontuação para evitar ambiguidades. Assim, *em Geometriquês*: $\vec{u} \times \vec{v} \times \vec{w}$ significa $(\vec{u} \times \vec{v}) \times \vec{w}$ ou $\vec{u} \times (\vec{v} \times \vec{w})$?

Vale observar que, em *Aritmetiquês*, $(8-7)-6$ *não* é equivalente a $8-(7-6)$; assim como em *Algebrês*, $(a-b)-c$ *não* é equivalente a $a-(b-c)$, $c \neq 0$. No entanto, embora a subtração seja uma operação *não associativa*, a pontuação em $(8-7)-6$, assim como em $(a-b)-c$, pode ser considerada um *pleonasmo* [12], tendo em vista o critério de efetuar operações de mesma prioridade "na ordem em que aparecem", em *Aritmetiquês* como em *Algebrês*.

É interessante ressaltar que a afirmativa *"primeiro se faz o que está entre parêntesis"* se explica pelo fato de que, quando em uma operação, o valor de pelo menos um dos operandos está descrito por um identificador (ou seja, uma locução que indica uma das diferentes formas de obter seu valor), é necessário determiná-lo, efetuando a operação indicada.

Por exemplo, como visto antes, o valor resultante de $(4+5) \times 6$ corresponde ao produto da soma de 4 com 5, por 6 (dada a pontuação). Para calcular este produto, é necessário conhecer o valor dos operandos da operação de multiplicação indicada por ele. Assim, a soma de 4 com 5 deve ser obtida *antes* de efetuar esta operação de multiplicação.

---

[12]Pleonasmo é a figura de linguagem em que se faz a repetição de uma mesma ideia, com o intuito de realçá-la [17].

Capítulo 2

O *Aritmetiquês*

A Aritmética é tida como o ramo da matemática que lida com os números. A Álgebra, por sua vez, pode ser vista como uma generalização da Aritmética, onde se reconhecem padrões em alguns cálculos com valores numéricos (sejam eles conhecidos, desconhecidos ou variáveis). Sendo assim, é muito importante que os conceitos básicos das operações aritméticas sejam bem assimilados, a fim de evitar dificuldades na passagem para a Álgebra.

Este capítulo detalha as características gramaticais dos nomes dos diversos tipos de números (Seção 2.1), em seguida trata da nomenclatura dos termos das operações elementares sobre estes números (Seção 2.2) bem como do significado da pontuação na representação destas operações (Seção 2.3) e, finalmente, a Seção 2.4 compara valores numéricos, analisando *gramaticalmente* a "diferença" entre eles. Particularmente, neste capítulo, os *afixos* são apresentados ao longo das seções, quando se fizerem necessários.

2.1 Números

Números correspondem a quantidades conhecidas. Um numeral é a palavra (o símbolo) utilizado para representar um número. Assim, em linguagem matemática, o *nome* de um número é um numeral. O objetivo desta seção não é fazer um estudo aprofundado dos números; mas, simplesmente destacar a maneira de descrevê-los em linguagem matemática, segundo o conjunto a que pertencem. No entanto, como dito antes, alguns conceitos são analisados, quando necessário, a fim de melhor apresentar a sintaxe identificada.

2.1.1 Números naturais

Em linguagem matemática, $\mathbb{N}$ representa o conjunto[1] $\{0, 1, 2, 3, 4, \ldots\}$, enquanto que $\mathbb{N}^*$ representa o conjunto $\{1, 2, 3, 4, \ldots\}$. Em outros termos, o sufixo superior "$*$" significa "exceto o 0".

---

[1]Vale ressaltar que não se discute aqui se 0 é um número natural ou não. O que *gramaticalmente* se diz é que $\mathbb{N} = \{0, 1, 2, 3, 4, \ldots\}$ e que $\mathbb{N}^* = \mathbb{N} \setminus \{0\}$, isto é, $\mathbb{N}^* = \{1, 2, 3, 4, \ldots\}$. No entanto, neste texto, considera-se $\mathbb{N}$ o conjunto dos números naturais (logo, 0 é considerado um número natural), e $\mathbb{N}^*$, o dos números naturais *não nulos*.

16 *Introdução à Gramática da Linguagem Matemática*

No sistema de base decimal, quantidades superiores a 9 são representadas por palavras formadas por justaposição das palavras $0, 1, 2, 3, 4, 5, 6, 7, 8$ ou 9 (os *algarismos*[2]), que indicam a quantidade de elementos em cada ordem (**u**nidade, **d**ezena ou **c**entena), em que cada ordem corresponde a 10 elementos da imediatamente à direita (exceto, claro, as unidades). Assim,

- 1 **d**ezena corresponde a 10 **u**nidades;

- 1 **c**entena corresponde a 10 **d**ezenas (isto é, 1 **c**entena corresponde a 10×10 **u**nidades; ou, equivalentemente, 1 **c**entena corresponde a 100 **u**nidades);

- 1 **u**nidade de **m**ilhar corresponde a 10 **c**entenas (isto é, 1 **u**nidade de **m**ilhar corresponde a 10×100 **u**nidades; ou, equivalentemente, 1 **u**nidade de **m**ilhar corresponde a 1 000 **u**nidades); e assim sucessivamente.

Em linguagem matemática, $1\boldsymbol{d} = 10\boldsymbol{u}$, $1\boldsymbol{c} = 10\boldsymbol{d} = 100\boldsymbol{u}$, $1\boldsymbol{um} = 10\boldsymbol{c} = 1\,000\boldsymbol{u}$.

Por exemplo,

a) a palavra 457 representa 4 centenas, 5 dezenas e 7 unidades;

b) a palavra 745 representa 7 centenas, 4 dezenas e 5 unidades.

É o sistema conhecido como ***cdu***, onde o valor representado corresponde à soma das centenas com as dezenas e as unidades. A leitura, em português, de cada quantidade, em cada ordem, é descrita na Tabela 2.1.

Observação: As quantidades com apenas 1 dezena e algumas unidades possuem seus nomes, em português, de uma forma especial, a saber (Tabela 2.2):

Assim, nos exemplos anteriores,

a) a palavra 457 (que representa 4 centenas, 5 dezenas e 7 unidades) deve ser lida como "quatrocentos e cinquenta e sete";

b) a palavra 745 (que representa 7 centenas, 4 dezenas e 5 unidades) deve ser lida como "setecentos e quarenta e cinco".

2.1.2 Números inteiros

O conjunto dos números inteiros, representado em linguagem matemática por $\mathbb{Z}$, é formado pelo conjunto dos números naturais e seus respectivos simétricos (ou opostos), que são *menores do que* 0. O oposto de um número natural é representado pelo acréscimo de um prefixo "$-$" à palavra que representa esta quantidade. Por exemplo, o oposto de 3 é representado por -3. Assim, um número inteiro e seu oposto são representados por palavras antônimas, onde o prefixo "$-$" pode ser interpretado como um *prefixo de negação*[3].

---

[2]Os *algarismos* são letras do alfabeto da linguagem matemática utilizadas para formar (entre outras) palavras que representam *numerais*, indicando *quantidades numéricas*.

[3]Vide Apêndice A.

Tabela 2.1: Leitura das quantidades de centenas, dezenas e unidades

quantidade	centenas ($c = 100$)	dezenas ($d = 10$)	unidades ($u = 1$)
1	cento (ou cem[1])	dez	um
2	duzentos	vinte	dois
3	trezentos	trinta	três
4	quatrocentos[2]	quarenta	quatro
5	quinhentos	cinquenta	cinco
6	seiscentos[2]	sessenta	seis
7	setecentos[2]	setenta	sete
8	oitocentos[2]	oitenta	oito
9	novecentos[2]	noventa	nove

[1]"Cem" é apenas utilizado quando não há valores nas ordens inferiores.

[2]Observe que em $4, 6, 7, 8$ e 9, a leitura das centenas corresponde a dizer a quantidade de "centos".

Tabela 2.2: Leitura de quantidades de 11 a 19

quantidade	11	12	13	14	15	16	17	18	19
nome	onze	doze	treze	quatorze	quinze	dezesseis	dezessete	dezoito	dezenove

Exemplo 2.1.

i) -1 deve ser lido como "o simétrico de um";

ii) $-(-5)$. como "o simétrico do simétrico de cinco" (que vale 5);

iii) -28. como "o simétrico de vinte e oito";

iv) $-(-75)$. como "o simétrico do simétrico de setenta e cinco" (que vale 75).

Vale observar a *pontuação*, utilizando o par de parêntesis "(" e ")". nos exemplos b) e d). para indicar que se trata do simétrico de um número que. por sua vez. é simétrico de um outro número.

Assim, $\mathbb{Z}$ representa o conjunto

$$\{\ldots, -6, -5, -4, -3, -2, -1, 0, 1, 2, 3, 4, 5, 6, \ldots\}.$$

18 *Introdução à Gramática da Linguagem Matemática*

É interessante notar que para representar os números inteiros *não nulos*, utiliza-se o *sufixo superior* "$*$" que, como dito anteriormente, indica _excluir o número_ 0. Assim, $\mathbb{Z}^*$ representa esse conjunto, isto é

$$\{\ldots, -6, -5, -4, -3, -2, -1, 1, 2, 3, 4, 5, 6, \ldots\}.$$

Além disso, um número inteiro menor do que 0 (isto é, o oposto de um número natural não nulo) é denominado um *número inteiro negativo*. Por outro lado, um número inteiro maior do que 0 é denominado um *número inteiro positivo*. A representação destes subconjuntos de $\mathbb{Z}$ é feita pelo acréscimo de *sufixos inferiores*, como descrito a seguir:

a) o sufixo inferior "$-$" indica _excluir os números positivos_;

b) o sufixo inferior "$+$" indica _excluir os números negativos_.

Desta forma,

a) o conjunto dos números inteiros negativos é representado por $\mathbb{Z}^*_-$; isto é

$$\mathbb{Z}^*_- = \{\ldots, -6, -5, -4, -3, -2, -1\} = (\mathbb{Z} \setminus \{0\}) \setminus \{1, 2, 3, 4, 5, 6, \ldots\};$$

b) o conjunto dos números inteiros positivos é representado por $\mathbb{Z}^*_+$; isto é

$$\mathbb{Z}^*_+ = \{1, 2, 3, 4, 5, 6, \ldots\} = (\mathbb{Z} \setminus \{0\}) \setminus \{\ldots, -6, -5, -4, -3, -2, -1\}.$$

As palavras $\mathbb{Z}^*_-$ e $\mathbb{Z}^*_+$ são formadas por *parassíntese*, conforme Seção 1.2.1 (Capítulo 1, páginas 5-6).

O conjunto dos números inteiros $\mathbb{Z}$ pode ser visto então como *a união dos inteiros negativos com os inteiros positivos e o conjunto unitário que contém o zero*. Em linguagem matemática,

$$\mathbb{Z} = \mathbb{Z}^*_- \cup \mathbb{Z}^*_+ \cup \{0\}.$$

Além disso, vale ressaltar ainda que:

- $\mathbb{N}$ é sinônimo de $\mathbb{Z}_+$, pois ambas as palavras representam o conjunto $\{0, 1, 2, 3, 4, \ldots\}$; isto é, *o conjunto dos inteiros não negativos*;

- $\mathbb{N}^*$ é sinônimo de $\mathbb{Z}^*_+$, pois ambas as palavras representam o conjunto $\{1, 2, 3, 4, \ldots\}$; isto é, *o conjunto dos inteiros positivos*.

2.1.3 Números fracionários

Um número fracionário (ou fração) representa, por exemplo, uma quantidade correspondente a uma ou mais partes (iguais) de um inteiro (noção *parte-todo*). Assim, é necessário indicar duas informações:

- em quantas partes iguais foi dividida a unidade inteira, o que é feito pelo *denominador* da fração ("dando nome às partes");

- quantas destas partes são representadas pela fração, o que é feito pelo numerador ("contando", "(e)numerando" as partes consideradas).

Desta forma, uma fração é representada por uma palavra do tipo $\frac{numerador}{denominador}$, onde o infrafixo "$\overline{denominador}$" é composto de duas partes: "—", que significa "parte de", e "denominador", que indica a quantidade de partes em que o "todo" (ou a *unidade*) foi dividido. Assim, por exemplo,

a) $\frac{1}{5}$ indica que é considerada *uma* das *cinco* partes em que a unidade foi dividida (ou "uma parte de cinco");

b) $\frac{3}{8}$ indica que são consideradas *três* das *oito* partes em que a unidade foi dividida (ou "três partes de oito").

Observação: o número de partes em que a unidade foi divida possui seu nome, em português, de uma forma especial, a saber [22]:

i) se a quantidade de partes é menor do que 10, seus nomes respectivos são os que se seguem:

quantidade	2	3	4	5	6	7	8	9
nome	meio	terço	quarto	quinto	sexto	sétimo	oitavo	nono

Assim, os exemplos anteriores são lidos, respectivamente, *um quinto* e *três oitavos*.

ii) se a quantidade de partes é um múltiplo de 10, seus nomes respectivos são os que se seguem:

quantidade	10	20	30	40	$\cdots$	100	etc.
nome	décimo	vigésimo	trigésimo	quadragésimo	$\cdots$	centésimo	

iii) se a quantidade de partes é maior do que 10, mas não um múltiplo de 10, seus nomes correspondem a uma locução formada pela palavra que representa o número de partes e a palavra "*avos*". Por exemplo, $\frac{5}{11}$ (cinco *onze avos*), $\frac{3}{16}$ (três *dezesseis avos*), etc.

Vale observar que existem vários tipos (não excludentes[4]) de fração, descritos a seguir:

1. *frações próprias*: são aquelas que <u>efetivamente</u> representam *parte* de um inteiro. Assim, seu numerador é *menor do que* seu denominador pois, efetivamente, são consideradas menos partes do que aquelas em que foi dividida a unidade; seu valor é então menor do que 1 (a unidade). Por exemplo: $\frac{4}{7}$, $\frac{5}{9}$, etc.

---

[4]Frações decimais podem ser próprias ou impróprias, aparentes ou não.

20 *Introdução à Gramática da Linguagem Matemática*

2. *frações impróprias*: são aquelas que *não representam parte de um inteiro*, mas sim valores maiores do que ou iguais a uma unidade. Assim, seu numerador é *maior do que* ou *igual a* seu denominador pois, efetivamente, são consideradas mais partes do que aquelas em que foi dividida a unidade.

Exemplo 2.2.

   i) em $\frac{13}{7}$, observa-se que 13 pode ser representado pelo identificador $7 + 6$; assim, além do todo (as 7 partes em que foi dividida a unidade) são consideradas ainda outras 6 partes de 7. Assim, a fração imprópria $\frac{13}{7}$ pode ser descrita por uma palavra formada pela justaposição da palavra que indica a quantidade de unidades consideradas com a palavra que indica a parte *efetivamente* fracionária, ou seja, $1\frac{6}{7}$. Esta representação é denominada *número misto* (ou *fração mista*).

   ii) em $\frac{22}{9}$, observa-se que 22 é equivalente a $2 \times 9 + 4$; assim, além das *duas vezes* as 9 partes em que foi dividida a unidade, representando *duas vezes* o todo, são consideradas ainda outras 4 partes de 9. Em outros termos, a fração $\frac{22}{9}$ pode ser descrita por $2\frac{4}{9}$.

3. *frações aparentes*: são aquelas que, na verdade, representam valores inteiros. Assim, seu numerador é um múltiplo de seu denominador e o fator multiplicador corresponde ao valor inteiro representado por ela.

Exemplo 2.3.

   i) em $\frac{7}{7}$ são consideradas as 7 partes em que foi dividida a unidade, representando assim o *todo* (representado por "1"), o inteiro;

   ii) em $\frac{15}{5}$, observa-se que 15 pode ser representado pelo identificador 3×5; assim, são consideradas *três vezes* as 5 partes em que foi dividida a unidade, representando *três vezes* o todo; assim, $\frac{15}{5}$ representa 3 unidades. Desta forma, não há parte fracionária a representar; tem-se então um número inteiro, escrito sob forma de fração (aparente).

Observação: Toda palavra representando uma *fração imprópria*, **não aparente**, possui uma palavra sinônima em forma de número misto. A leitura desta última indica a quantidade de partes inteiras e a parte fracionária. Nos exemplos do item 2), tem-se:

   • $1\frac{6}{7}$, que se lê *um inteiro e seis sétimos*;

   • $2\frac{4}{9}$, que se lê *dois inteiros e quatro nonos*.

4. *frações decimais*: são aquelas cujo valor do denominador é uma potência de 10. Neste caso, o número de partes em que a unidade foi dividida também possui seu nome de uma forma especial, conforme a Tabela 2.3.

Capítulo 2 - O Aritmetiquês **21**

Tabela 2.3: Leitura do número de partes de uma fração decimal

quantidade	nome	quantidade	nome	quantidade	nome	
10	décimo	10 000	décimo de milésimo	10 000 000	décimo de milionésimo	etc.
100	centésimo	100 000	centésimo de milésimo	100 000 000	centésimo de milionésimo	
1000	milésimo	1 000 000	milionésimo	1 000 000 000	bilionésimo	

São exemplos de frações decimais: $\frac{43}{10}$, $\frac{225}{100}$, $\frac{8}{10}$, $\frac{3700}{100}$ (que se leem, respectivamente, *quarenta e três décimos, duzentos e vinte e cinco centésimos, oito décimos, três mil e setecentos centésimos*).

Vimos que nos números naturais (página 15), as quantidades superiores a 9 são representadas pelo sistema *cdu*, onde cada ordem corresponde a $\frac{1}{10}$ da ordem imediatamente à esquerda. De fato,

- 1 *d*ezena corresponde a 10 *u*nidades equivale a dizer que 1 *u*nidade corresponde a $\frac{1}{10}$ de 1 *d*ezena;

- 1 *c*entena corresponde a 10 *d*ezenas equivale a dizer que 1 *d*ezena corresponde a $\frac{1}{10}$ de 1 *c*entena;

- 1 *u*nidade de *m*ilhar corresponde a 10 *c*entenas equivale a dizer que 1 *c*entena corresponde a $\frac{1}{10}$ de 1 *u*nidade de *m*ilhar; e assim sucessivamente.

Por outro lado, nas frações decimais, quanto maior é a potência 10, menor é cada parte em que a unidade foi dividida (tendo em vista que ela foi dividida em mais partes). Desta forma, observa-se que

- $\frac{1}{10}$ corresponde a $\frac{1}{10}$ de 1 unidade;

- $\frac{1}{100}$ corresponde a $\frac{1}{10}$ de 1 décimo;

- $\frac{1}{1\,000}$ corresponde a $\frac{1}{10}$ de 1 centésimo;

- $\frac{1}{10\,000}$ corresponde a $\frac{1}{10}$ de 1 milésimo (aliás, como bem indica seu nome); e assim sucessivamente.

Frações equivalentes

Duas ou mais frações podem representar a mesma porção da unidade, conforme ilustra a Figura 2.1, onde a parte sombreada do primeiro retângulo corresponde a $\frac{1}{2}$, enquanto que a do segundo corresponde a $\frac{3}{6}$, embora ambas representem a *metade* do retângulo. Nestes casos, diz-se que estas duas frações são *equivalentes*.

22 *Introdução à Gramática da Linguagem Matemática*

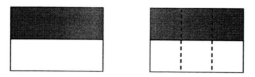

Figura 2.1: Representações de uma metade.

Em linguagem matemática, se escreve

$$\frac{1}{2} = \frac{3}{6}$$

e lê-se "um meio é *equivalente a* três sextos" (o sinal de igualdade, "=", aqui significando *equivalência*).

Vale observar ainda que há frações equivalentes de todos os tipos (como as frações impróprias $\frac{3}{2}$ e $\frac{9}{6}$, ilustradas na Figura 2.2) ou mesmo de tipos diferentes (como a fração própria $\frac{3}{5}$ e a fração própria decimal $\frac{6}{10}$, ilustradas na Figura 2.3)

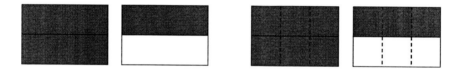

Figura 2.2: Frações impróprias equivalentes.

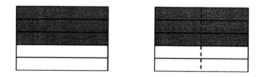

Figura 2.3: Frações equivalentes de tipos diferentes.

As frações equivalentes representam então uma mesma quantidade "fracionária". Elas fazem parte de um conjunto de números fracionários, representando o mesmo valor, denominado *classe de equivalência*.

Qualquer fração pertencente a uma classe de equivalência de frações pode representar esta classe; geralmente, utiliza-se aquela em que os termos são o mais "simples" possível (ou seja, os que possuem os menores valores possíveis); esta fração é denominada *fração irredutível*[5].

---

[5]Os métodos de determinação de frações equivalentes e fração irredutível não são abordados neste livro, pois não influenciam na identificação da gramática.

Vale ressaltar ainda que uma fração é uma palavra polissêmica, tendo em vista que ela possui outros significados além da noção de *parte-todo*, como as noções de *repartição* (ou *quociente*), *razão*, *porcentagem*, entre outras.

2.1.4 Números decimais

Frações decimais (próprias ou impróprias) podem ser representadas por *números decimais*, que correspondem a palavras formadas pela justaposição da palavra que representa a quantidade inteira com a que representa a quantidade fracionária, separadas[6] por uma vírgula[7]. Considerando as frações decimais apresentadas na página 21,

- $\frac{43}{10}$ (que se lê *quarenta e três décimos*) é uma fração decimal *imprópria*, que pode ser escrita na forma de número misto como $4\frac{3}{10}$ (que se lê *quatro inteiros e três décimos*). Sendo assim, sua escrita em forma de número decimal é $4,3$.

- $\frac{225}{100}$ (que se lê *duzentos*[8] e vinte e cinco centésimos) também é uma fração decimal *imprópria*, que pode ser escrita na forma de número misto como $2\frac{25}{100}$ (que se lê *dois inteiros e vinte e cinco centésimos*); logo sua escrita em forma de número decimal é $3,25$.

  Por outro lado,

- $\frac{8}{10}$ (que se lê *oito décimos*) é uma fração decimal *própria*, onde são consideradas apenas partes de um todo (inteiro), não havendo quantidades inteiras a considerar; logo, sua escrita em forma de número decimal é $0,8$ (o "0" indicando o fato de não haver quantidade inteira, apenas uma parte fracionária).

  Além disso,

- $\frac{3700}{100}$ (que se lê *três mil e setecentos centésimos*) é uma fração decimal *aparente*, tendo em vista que 3700 pode ser representado pelo identificador 37×100. Desta forma, são consideradas *trinta e sete vezes* as 100 partes em que foi dividida a unidade, representando assim *trinta e sete vezes* o todo; assim, $\frac{3700}{100}$ representa 37 unidades inteiras, não havendo parte fracionária a representar.

Observe que a fração $\frac{225}{100}$ não está em sua forma irredutível. A fração irredutível equivalente a $\frac{225}{100}$ é $\frac{9}{4}$ (ou seja $\frac{225}{100}$ e $\frac{9}{4}$ representam a mesma quantidade, por serem equivalentes). O mesmo ocorre com a fração $\frac{8}{10}$, cuja forma irredutível equivalente é $\frac{4}{5}$. Desta forma, mais genericamente, um número decimal é uma representação de qualquer fração equivalente a uma fração decimal. Cada ordem decimal é também conhecida como *casa decimal* (a casa dos décimos, a dos centésimos, a dos

---

[6]Em português, por exemplo, "couve-flor" é uma palavra formada pela justaposição de "couve" e "flor", separadas por hífen (-).

[7]Em países de cultura inglesa, é utilizado o separador ponto (".").

[8]Lembrando que "duzentos" é a leitura de 2 centenas ("dois centos").

24 *Introdução à Gramática da Linguagem Matemática*

milésimos, etc.). Assim, $\frac{43}{10}$ e $\frac{8}{10}$ possuem apenas uma casa decimal (a dos décimos), enquanto que $\frac{225}{100}$ possui duas casas decimais (a dos décimos e a dos centésimos).

Por outro lado, a fração irredutível equivalente a $\frac{3700}{100}$ é $\frac{37}{1}$ ou (escrito de outra forma) $\frac{37}{10^0}$, indicando que ele *não* possui parte fracionária. Logo, sua representação em forma decimal é, neste caso, $37,0$ (visto que um número inteiro não possui parte fracionária). Assim, um número inteiro também pode ser representado por um número decimal.

Representação decimal de uma fração não decimal

Observe, no entanto, que há frações (próprias ou impróprias) que não possuem frações decimais equivalentes. Números fracionários deste tipo podem ser representados por *decimais periódicos* (ou *dízimas periódicas*), visto que, neste caso, em suas respectivas representações decimais equivalentes[9], as casas decimais se repetem infinitamente, formando um ciclo (ou *período*). A indicação do período de uma dízima periódica é feita por meio de um *suprafixo* "—" acima da subpalavra que o representa.

Exemplo 2.4. A representação decimal de

- $\frac{8}{3}$ (equivalente a $2,6666...$) é $2,\overline{6}$; isto é, $\frac{8}{3}$ equivale a dois inteiros e um período de valor seis.

  Neste caso, trata-se de uma *dízima periódica simples*, pois a parte fracionária é formada apenas pelo período.

- $\frac{175}{54}$ (equivalente a $3,2407407407...$) é $3,2\overline{407}$; isto é, $\frac{175}{54}$ equivale a três inteiros, dois décimos e um período de valor quatrocentos e sete, a partir de quatrocentos e sete décimos de milésimos.

  Neste segundo caso, tendo em vista que a parte fracionária possui valores não periódicos, ela é dita uma *dízima periódica composta* e a parte não periódica é denominada *ante-período*.

Desta forma, todo número fracionário possui também uma *representação decimal*

- *finita* (ou *exata*), se a fração correspondente é uma fração decimal ou é uma fração equivalente a uma fração decimal;

- *infinita periódica*, se a fração correspondente não possui fração decimal equivalente.

2.1.5 Números racionais

O valor representado por uma classe de frações equivalentes é denominado um *número racional*. O conjunto dos números racionais (e seus simétricos) é representado, em linguagem matemática, por $\mathbb{Q}$.

Dadas as equivalências supracitadas, um número racional pode ser escrito por meio de diferentes palavras.

---

[9]Não serão tratados os detalhes desta equivalência, que poderão ser encontrados em [22], por exemplo.

Assim, por exemplo,

$$\frac{8}{3}; \quad \frac{24}{9}; \quad 2,\overline{6}; \quad 2\frac{2}{3}$$

são todas palavras que representam a quantidade *dois inteiros e dois terços*, sendo esta, inclusive, a leitura da última representação. As demais são lidas, respectivamente, como "oito terços", "vinte e quatro nonos" e "dois inteiros e um período de valor seis".

Do mesmo modo,

$$\frac{9}{4}; \quad 2\frac{1}{4}; \quad \frac{27}{12}; \quad \frac{225}{100}; \quad 2\frac{25}{100}; \quad 2,25$$

são todas palavras que representam a quantidade *dois inteiros e vinte e cinco centésimos*, sendo esta, inclusive, a leitura das duas últimas representações. As demais são lidas, respectivamente, como "nove quartos", "dois inteiros e um quarto", "vinte e sete doze avos" e "duzentos e vinte e cinco centésimos". Sendo assim, todas são palavras equivalentes, sendo que as duas últimas são sinônimas.

Vale notar que $\frac{225}{100}, \frac{2\,250}{1\,000}, \frac{22\,500}{10\,000}, \ldots$, são todas frações equivalentes que, portanto, representam a mesma quantidade. Suas leituras, bem como os números mistos correspondentes a cada uma delas, são apresentados na Tabela 2.4.

Tabela 2.4: Leitura das diferentes representações de $2,25$

fração	leitura	número misto	representação decimal	leitura
$\frac{225}{100}$	duzentos e vinte e cinco centésimos	$2\frac{25}{100}$	$2,25$	dois inteiros e vinte e cinco centésimos
$\frac{2\,250}{1\,000}$	dois mil e duzentos e cinquenta milésimos	$2\frac{250}{1\,000}$	$2,250$	dois inteiros e duzentos e cinquenta milésimos
$\frac{22\,500}{10\,000}$	vinte e dois mil e quinhentos décimos de milésimos	$2\frac{2500}{10\,000}$	$2,2500$	dois inteiros e dois mil e quinhentos décimos de milésimos

Assim, para a representação decimal de uma fração decimal é comum utilizar a forma decimal "reduzida", isto é, a correspondente à fração decimal equivalente, cujo denominador é a menor potência de 10; no exemplo, a representação $2,25$.

Importante: Vale observar que um número racional, em sua representação decimal, pode ser do tipo:

- *decimal exato*, se equivalente a uma fração decimal;

26 *Introdução à Gramática da Linguagem Matemática*

- *decimal periódico simples*;

- *decimal periódico composto*.

Desta forma, $2,666$ não é equivalente a $2,\overline{6}$. O primeiro número racional é equivalente à fração decimal $\frac{2666}{1000}$ ou, em sua forma irredutível, a $\frac{1333}{500}$; enquanto que o segundo é equivalente a $\frac{8}{3}$, que não possui fração decimal equivalente.

2.2   Operações elementares

São quatro as operações elementares: a adição, a subtração, a multiplicação e a divisão. Estas operações são binárias, isto é, utilizam dois termos (denominados *operandos*) para produzirem um resultado. Em *Aritmetiquês*, uma operação binária é representada por seus operandos, separados pelo respectivo operador, seguidos de seu resultado.

A Tabela 2.5, extraída de [9], apresenta o vocabulário associado aos operandos, operadores e resultado de cada uma destas operações fundamentais. Em seguida, considerações gramaticais são feitas.

Tabela 2.5: Operandos, operadores e resultados das operações elementares

	adição	*subtração*	*multiplicação*	*divisão*
operandos	parcelas	1° termo: minuendo 2° termo: subtraendo	fatores	1° termo: dividendo 2° termo: divisor
operador	$+$	$-$	$\times$	$\div$
resultado	*soma* ou *total*	*resto*	*produto*	*quociente*

As operações elementares podem ser de natureza *aditiva* ou *multiplicativa*, que podem ser relacionadas à *Teoria dos Campos Conceituais*, que associam problemas ou situações envolvendo conceitos com estreita relação uns com os outros. Magina (*apud* [21]) classifica as *estruturas aditivas* em três grupos básicos, dentre eles a *transformação* (passagem de um estado inicial a um estado final), que pode ser *positiva* (acréscimo, ganho, etc.) ou *negativa* (decréscimo, perda, etc.). Estas transformações estão associadas, respectivamente, às operações de *adição* e *subtração*, sendo uma o oposto da outra. Quanto às *estruturas multiplicativas*, por sua vez, elas podem ser classificadas em cinco categorias [13], dentre elas a *proporção simples*, que relaciona duas grandezas, envolvendo quatro quantidades (por exemplo, embalagens e produtos, relacionando quantidade de produtos por embalagem e quantidade total de produtos).

1. **Adição**

   Um exemplo de uma operação de adição é

   $$3 + 4 = 7,$$

   que indica que ao valor 3 será adicionado o valor 4. Seu resultado é 7. Esta expressão pode ser lida de duas formas:

   - "a adição de três e quatro *resulta em* sete";

   - "a *soma* de três e quatro *é igual a* sete".

   Na primeira leitura, o foco principal é a operação seguida de seu resultado, ao passo que na segunda, o foco principal é o resultado da operação. De fato, $3+4$, isoladamente, é uma locução que identifica o valor 7. E neste caso, $3 + 4$ representa o resultado da operação de adição (a saber, a *soma*).

2. **Subtração**

   Um exemplo de uma operação de subtração é

   $$7 - 4 = 3,$$

   e indica, por exemplo, quanto restará de 7 unidades, se dela forem *retiradas (subtraídas)* 4 unidades. Ela pode indicar ainda quanto falta a 4 unidades para se chegar a 7 (ou seja, quanto falta ao *subtraendo* para se chegar ao *minuendo*); no caso, faltam 3 unidades. Esta expressão pode ser lida de duas formas:

   - "subtrair quatro de sete *resulta em* três";

   - "a *diferença* entre sete e quatro *é igual a* três".

   De modo análogo à adição, na primeira leitura o foco principal é a operação seguida de seu resultado; enquanto que na segunda leitura, o foco principal é o resultado da operação. De fato, $7 - 4$, isoladamente, é uma locução que identifica o valor 3. E neste caso, $7 - 4$ representa o resultado da operação de subtração (a saber, a *diferença*).

   A subtração corresponde à operação inversa da adição. Em outros termos, subtrair um número de outro (por exemplo, subtrair 4 de 7), corresponde a adicionar ao segundo o simétrico do primeiro (no exemplo, $7 + (-4)$).

   Sendo assim, as locuções (ou expressões) $7 - 4$ e $7 + (-4)$ são equivalentes.

Analisando à luz da Teoria dos Campos Conceituais, as expressões $3 + 4 = 7$ e $7 - 4 = 3$ poderiam, por exemplo, representar respectivamente as seguintes situações-problema (opostas):

28 *Introdução à Gramática da Linguagem Matemática*

a) "Pedro tinha 3 carrinhos e *ganhou* de sua avó outros 4. Quantos carrinhos ele tem agora?" (ele *aumentou* sua coleção);

b) "Pedro tinha 7 carrinhos e *doou* 4 a um orfanato. Quantos carrinhos ele tem agora?" (ele *reduziu* sua coleção).

3. *Multiplicação*

A multiplicação pode representar diferentes situações-problema, ditas de natureza multiplicativa. Por exemplo, a expressão[10]

$$3 \times 4 = 12$$

pode representar, dentre outras, as seguintes situações-problema:

a) "Uma caixa contém 4 bombons. Quantos bombons contêm 3 dessas caixas?" (conceito de *proporcionalidade* [13])

Cada caixa contém 4 bombons; a quantidade de bombons (a determinar) *aumenta* "à medida que" (ou "à proporção que") a quantidade de caixas (que representa a unidade) *aumenta*.

Neste caso, a expressão 3×4 pode ainda ser vista, *equivalentemente*, como uma adição de 3 parcelas iguais a 4, cada uma das parcelas representando uma caixa (que contém 4 bombons), obtendo-se a quantidade de 12 bombons; isto é, 3 caixas com 4 bombons cada. Em linguagem matemática,

$$4 + 4 + 4 = 12.$$

Assim, a leitura "soletrada" de $3 \times 4 = 12$ é *três vezes quatro é igual a doze*. Em outros termos,

$$3 \times 4 = 4 + 4 + 4 = 12.$$

Neste caso, a expressão indica que 3×4 é **equivalente** a $4 + 4 + 4$, e portanto vale 12.

A multiplicação de dois números naturais pode então ser vista como uma adição de um valor, repetida várias vezes.

b) "Determinar o número de maneiras diferentes que uma pessoa pode se vestir, se ela possui 3 calças diferentes e 4 blusas diferentes." (conceito de *combinatória*)

---

[10]Segundo Trettel [24], o símbolo "×" foi utilizado pela primeira vez por William Oughtred em 1631 (*Clavis Matematicae*). No entanto, Leibniz, em 1698, em uma carta a John Bernoulli, disse não gostar de "×" para representar a operação de multiplicação pois pode ser "[...] confundida facilmente com a letra "x"; frequentemente eu relaciono o *produto* (grifo nosso) entre duas quantidades por um ponto." (pág. 39). Trettel observa ainda que, em 1657, Oughtred utilizou um ponto, ".", para representar a multiplicação. Porém, em *Aritmetiquês*, o ponto pode confundir com o "separador decimal" utilizada em países de cultura inglesa (página 23). Por isso, **gramaticalmente**, é mais aconselhável, em *Aritmetiquês*, utilizar apenas o operador "×" para representar a multiplicação.

Neste caso, para cada uma das 3 opções de escolhas de calças há 4 possibilidades de escolhas de blusas (Figura 2.4). Em outros termos, as 4 opções de blusas podem ser realizadas de 3 maneiras diferentes; ou seja, as 4 opções podem aparecer "3 *vezes*" (isto é, $4+4+4$; ou, *equivalentemente*, 3×4).

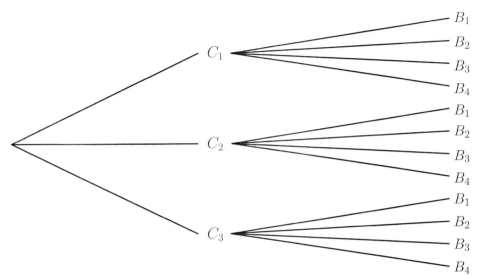

Figura 2.4: As 12 opções de escolha dentre as 3 calças e as 4 blusas

Contar opções de escolhas <u>sucessivas</u> é uma operação (combinatória) de natureza multiplicativa.

ou ainda

c) "A determinação da área de um retângulo." (conceito *configuração retangular*)

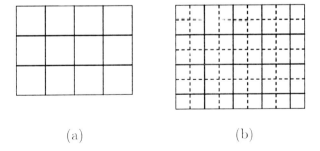

Figura 2.5: Área de um retângulo de lados $3u$ e $4u$ (a) e de lados $7w$ e $9w$, com $w = \dfrac{u}{2}$ (b).

Para o retângulo da esquerda, Figura 2.5(a), o cálculo da área pode ser analisado de maneira análoga ao item b); isto é, $3u \times 4u$, indicando que "para cada uma das 3 *unidades* da largura (vertical), há 4 *unidades* do comprimento (horizontal)". No entanto, esta ideia pode

30 *Introdução à Gramática da Linguagem Matemática*

ser generalizada para o caso em que as dimensões do retângulo sejam números racionais[11]. Por exemplo, no retângulo da direita, Figura 2.5(b), a largura mede $7w$ e o comprimento, $9w$, com $w = \frac{u}{2}$; ou seja, 7 metades da unidade e 9 metades da unidade, respectivamente. Assim, "para cada um dos 7 *meios* da largura, há 9 *meios* do comprimento"; o valor de sua área é então determinado por $\frac{7}{2}u \times \frac{9}{2}u$, cujo valor é $\frac{63}{4}u^2$ (ou, equivalentemente, $63\left(\frac{u^2}{4}\right)$, que corresponde a $63w^2$).

A expressão

$$3 \times 4 = 12$$

pode ser lida de duas formas:

- "a multiplicação de três por quatro *resulta em* doze";
- "o produto de três por quatro *é igual a* doze".

Como para as outras duas operações já tratadas, na primeira leitura o foco principal é a operação seguida de seu resultado; enquanto que na segunda leitura, o foco principal é o resultado da operação. De fato, 3×4, isoladamente, é uma locução que identifica o valor 12. E neste caso, 3×4 representa o resultado da operação de multiplicação (a saber, o *produto*).

Um dos *erros* **gramaticais** mais comuns é utilizar "abusivamente" da comutatividade da multiplicação, ao introduzir o conceito desta opeeração. Por exemplo, considerando a situação-problema descrita no item a), em que, como visto, uma primeira explicação é que deve-se adicionar 3 parcelas de valor 4, cada uma representando uma caixa (que contém 4 produtos), obtendo-se a quantidade de 12 produtos; isto é

$$4 + 4 + 4 = 12.$$

Em seguida, para passar ao conceito de multiplicação, diz-se **diretamente** que é necessário "multiplicar a quantidade existente em cada caixa pelo número de caixas"; isto é

$$4 \times 3 = 12.$$

Ora, esta passagem *direta* indica que $4 + 4 + 4$ corresponde a 4×3; o que, em termos de uma outra representação para uma *mesma* expressão, não é verdade. A expressão 4×3 **não é** *sinônima* da expressão $4 + 4 + 4$. Nesta última, vê-se *claramente* "três vezes o número 4" (três caixas *de* quatro bombons, como descrito no problema), e não "quatro vezes o número 3" (e que não representa a situação proposta)! A propriedade comutativa (e outras propriedades de

---

[11]Na verdade, isto corresponde a tratar unidades menores (por exemplo, centímetros, em vez de metros; centésimos, em vez de décimos; ou metades, terços, ...).

operações aritméticas, algébricas, etc.) corresponde a uma *equivalência de valores* resultantes de operações diferentes (como apresentado na Seção 1.5, página 10) e não *necessariamente* uma *equivalência semântica*.

Por outro lado, as situações-problema, descritas nos itens b) e c), são situações de natureza comutativa, tendo em vista que:

- no item b), *o número* de opções do conjunto *calça* e *blusa* é o mesmo, independentemente de ter sido feito primeiro a escolha das calças (e, para cada uma das 3 opções de calça, fazer uma escolha entre as 4 opções de blusa; isto é, 4 opções aparecendo 3 vezes) ou de ter sido feito primeiro a escolha das blusas (e, para cada uma das 4 opções de blusa, fazer uma escolha entre as 3 opções de calça; isto é, 3 opções aparecendo 4 vezes).

Do mesmo modo,

- no item c), é irrelevante, considerar primeiramente a largura (e em seguida, o comprimento) ou considerar primeiramente o comprimento (e em seguida, largura) para a obtenção da área da superfície considerada.

Portanto, é importante apresentar as diversas situações-problema de natureza multiplicativa e sua característica comutativa ou não.

4. ***Divisão***

A divisão corresponde à operação inversa da multiplicação[12]. Por exemplo, no caso dos bombons em caixas, para identificar quantas caixas (onde cada caixa representa a unidade, e pode conter até 4 bombons) são necessárias, no mínimo[13], para transportar 12 bombons, é necessário determinar quantas *cotas* (ou porções, que representam as caixas, a unidade) de 4 bombons obtém-se com 12 bombons (no caso, 3 caixas). É um problema de *proporção simples*, a divisão como cota; isto é, "agrupamento com subtrações sucessivas" [13].

A expressão

$$12 \div 4 = 3$$

pode ser lida de duas formas:

- "a divisão de doze por quatro *resulta em* três".
- "o quociente de doze por quatro *é igual a* três".

Da mesma forma que para as operações anteriores, na primeira leitura o foco principal é a operação seguida de seu resultado; enquanto que na segunda leitura, o foco principal é o resultado da operação. De fato, $12 \div 4$, isoladamente, é uma locução que identifica o valor 3. E neste

---

[12]Em outros termos, dividir um número por outro, corresponde a multiplicar o primeiro pelo inverso do segundo.

[13]No caso de se transportar 14 bombons, seriam necessárias, no mínimo, 4 caixas: 3 completas e 1 com apenas 2 bombons.

32 *Introdução à Gramática da Linguagem Matemática*

caso, $12 \div 4$ representa o resultado da operação de divisão (a saber, o *quociente*).

Vale ainda observar que, em uma divisão não exata, o quociente pode ser expresso sob a forma de fração. Por exemplo, em $14 \div 5$, teremos o quociente igual a 2 inteiros, mas restarão 4 unidades a dividir em 5 partes. Assim,

$$14 \div 5 = 2\frac{4}{5}.$$

(que se lê "o quociente de quatorze por cinco é igual a dois inteiros e quatro quintos".)

Mas, $2\frac{4}{5}$ é uma forma (número misto) de representar a fração (imprópria) $\frac{14}{5}$.

Em conclusão, $\frac{14}{5}$ é uma palavra homônima que possui os significados:

a) o "quociente[14] de 14 por 5";

b) a fração (imprópria) "quatorze quintos".

Em outros termos, a palavra $\frac{14}{5}$ *não* representa a operação de divisão e *sim* o seu resultado: o quociente (um número fracionário, por não ser uma divisão exata).

2.3 Pontuação

Como dito antes (Seção 1.8, página 13), a pontuação permite, entre outros, alterar a prioridade das operações. Em *Aritmetiquês*, a prioridade das operações elementares obedece a seguinte ordem:

1. *multiplicação e divisão* (as de natureza *multiplicativa*);

2. *adição e subtração* (as de natureza *aditiva*).

Desta forma, é necessário analisar as operações que figuram em uma expressão aritmética *antes* de fazer uma leitura *interpretada*.

Exemplo 2.5.

i) $4 \times 5 + 2$; neste caso, será primeiramente efetuada a multiplicação e, em seguida, a adição.

Logo, o resultado final é uma *soma*, tendo em vista que a última operação a ser efetuada é uma adição. Sua leitura interpretada é "*a soma do produto de quatro por cinco, com dois*".

ii) $15 - 3 \times 4$; neste caso, será também primeiramente efetuada a multiplicação e, em seguida, a subtração.

---

[14]Vide Capítulo 3, página 39.

Logo, o resultado final é uma *diferença*, tendo em vista que a última operação a ser efetuada é uma subtração. Sua leitura interpretada é *"a diferença entre quinze e o produto de três por quatro"*.

iii) $(8 + 7) \div 3$; neste caso, a pontuação dá a prioridade à operação de adição; assim, o resultado final é um *quociente*, tendo em vista que a última operação a ser efetuada é uma divisão. Sua leitura interpretada é então *"o quociente da soma de oito com sete, por três"*.

iv) $2 \times (7 - 4)$; do mesmo modo, neste caso, a pontuação dá a prioridade à operação de subtração; assim, o resultado final é um *produto*, tendo em vista que a última operação a ser efetuada é uma multiplicação. Sua leitura interpretada é então *"o produto de dois pela diferença entre sete e quatro"*.

Como dito antes, e é importante repetir, é interessante ressaltar que a afirmativa *"primeiro se faz o que está entre parêntesis"* se explica pelo fato de que uma pontuação (feita com o uso de parêntesis), na verdade, indica que um dos operandos da operação "fora dos parêntesis" é descrito por um identificador (isto é, uma locução que indica uma das diferentes formas de descrevê-lo). Em outros termos,

- a expressão descrita no item c) é equivalente a $15 \div 3$; apenas, o valor 15 está representado por um seu identificador (no caso, $8 + 7$), e não seu nome.

  Analogamente,

- a expressão descrita no item d) é equivalente a 2×3, onde o valor 3 está representado por um de seus identificadores (no caso, $7 - 4$).

2.4   Comparação de valores

Como visto na Seção 1.4 (página 8), os números (um objeto matemático) possuem *nomes*, mas podem ser identificados por meio de *identificadores*. Em *Aritmetiquês*, os identificadores dos números são, na maioria das vezes, locuções que representam operações cujo valor do resultado é igual ao número considerado. Por exemplo,

$$\sqrt{49},\ 14 \div 2,\ 13 - 6,\ 2 \times 6 - 5,\ 2 \times 3 + 1,\ \dots$$

são identificadores do número 7.

Ao comparar valores, representados por seus nomes ou por seus identificadores, pode-se perceber que eles são iguais ou diferentes; e quando são diferentes há um maior do que o outro (ou, inversamente, há um menor do que o outro). Seguem alguns exemplos de comparação de valores:

a) $7 = 7$

34 *Introdução à Gramática da Linguagem Matemática*

b) $12 > 3$

c) $4 < 9$

d) $2 \times 3 = 1 + 5$

e) $9 - 3 > 1 + 4$

f) $7 - 2 < 3 + 8$

Nos três primeiros exemplos, são comparados valores representados por seus respectivos nomes; nos três últimos, os valores comparados são representados por alguns de seus identificadores.

- Nos itens a) e d), os valores comparados são ***iguais***; isto é <u>*não há*</u> *diferença entre eles*. Isto pode ser representado, em linguagem matemática, respectivamente por

  * $7 - 7 = 0$ (que se lê: "a diferença entre sete e sete é igual a zero", 0 aqui significando *ausência de diferença*.

  * $(2 \times 3) - (1 + 5) = 0$ (que se lê: "a diferença entre o produto de dois por três e a soma de um e cinco é igual a zero").

  De fato, observa-se que tanto 2×3 quanto $1 + 5$ são identificadores do valor 6; consequentemente, 2×3 *é equivalente a* $1 + 5$ (conforme página 10). Assim, a expressão $2 \times 3 = 1 + 5$ equivale a $6 = 6$, e $6 - 6 = 0$ (que se lê: "a diferença entre seis e seis é igual a zero"; isto é, não há diferença).

  Observe que a relação de *equivalência* entre 2×3 e $1 + 5$ é indicada, em *Aritmetiquês*, pela palavra "=". Desta forma, "=" é uma palavra homônima, pois possui (pelo menos) os significados "*resulta em*" (conforme a seção anterior) e "*é equivalente a*", além de "*igual*" mesmo (como em $7 = 7$).

- Nos itens b) e e), o primeiro valor é ***maior do que*** o segundo; isto é, <u>*há*</u> *diferença entre eles*.

  * em $12 > 3$, comparando 12 com 3, percebe-se que em 12 há 9 unidades ***a mais*** do que em 3: esta *diferença* pode ser representada, em linguagem matemática, como $12 - 3 = 9$ (que se lê: "a diferença entre 12 e 3 é igual a 9", sua diferença indicando o quanto o primeiro tem ***a mais*** do que o segundo);

  * em $9 - 3 > 1 + 4$, observa-se que $9 - 3$ é um identificador do valor 6 e que $1 + 4$ é um identificador do valor 5; assim, esta expressão é equivalente a $6 > 5$; e, comparando 6 com 5, percebe-se que em 6 há 1 unidade ***a mais*** do que em 5 ; em outros termos, $6 - 5 = 1$.

  Consequentemente, $(9 - 3) - (1 + 4) = 1$ (que se lê: "*a diferença entre* a diferença entre nove e três e a soma de um e quatro é igual a um").

- Nos itens c) e f), o primeiro valor é ***menor do que*** o segundo; isto é, <u>*há*</u> *diferença entre eles*; e

Capítulo 2 - O Aritmetiquês **35**

* em $4 < 9$, comparando 4 com 9, percebe-se que **faltam** 5 unidades ao valor 4, para se chegar a 9; esta *diferença* pode ser representada, em linguagem matemática, como $4 - 9 = -5$ (que se lê: "a diferença entre quatro e nove é igual ao *oposto* de cinco", sua diferença indicando o quanto o primeiro tem **a menos**[15] do que o segundo);

* em $7 - 2 < 3 + 8$, observa-se que $7 - 2$ é um identificador do valor 5 e que $3 + 8$ é um identificador do valor 11; assim, esta expressão é equivalente a $5 < 11$; e, comparando 5 com 11, percebe-se que **faltam** 6 unidades ao valor 5, para chegar a 11; em outros termos, $5 - 11 = -6$. Consequentemente, $(7 - 2) - (3 + 8) = -6$ (que se lê: "*a diferença entre* a diferença entre sete e dois e a soma de três e oito é igual ao *oposto* de seis").

Em resumo,

- valores **iguais**, corresponde à *diferença* (resultado da operação de subtração entre eles) *valer* 0 (isto é, não haver diferença);

- valores **diferentes**, corresponde à *diferença* (resultado da operação de subtração) entre eles *ser diferente de* 0. Além disso, a diferença entre o primeiro valor e o segundo ser **positiva** corresponde ao fato de o primeiro valor ser **maior do que** o segundo; inversamente, a diferença entre o primeiro valor e o segundo ser **negativa** corresponde ao fato de o primeiro valor ser **menor do que** o segundo.

Em outros termos, o valor da diferença entre duas expressões aritméticas permite estabelecer uma relação de equivalência (se esta *diferença* vale 0) ou uma relação de ordem (*maior do que* ou *menor do que*, se esta *diferença* é diferente de 0).

Vale observar que estas relações de ordem são *inversas* (ou *opostas*). Por exemplo, como $12 > 3$, a *diferença* entre 12 e 3 (representada por $12 - 3$) é 9, indicando que 12 unidades correspondem a 9 unidades **a mais** do 3. Consequentemente, 3 unidades correspondem a 9 unidades **a menos** do 12 (representada pela diferença $3 - 12 = -9$, um valor *negativo*). Desta forma, $>$ e $<$ são palavras antônimas.

A comparação de números fracionários é discutida na Seção 3.3 do próximo capítulo (*Algebrês*).

2.5 Exercícios

1) Traduza para a linguagem matemática as frases a seguir e, em seguida, determine o valor resultante.

   a) A soma do cubo de cinco com o quadrado de sete.

   b) A diferença entre o quadrado de doze e a raiz quadrada de vinte e cinco.

2) Faça uma leitura *interpretada* das expressões a seguir:

---

[15]Vale observar que o oposto de um número *positivo* é um número *negativo*, indicando assim uma perda, uma *falta*, entre outros (vide Apêndice A).

36 *Introdução à Gramática da Linguagem Matemática*

   a) $4 \times 3 = 10 + 2$

   b) $\dfrac{16}{2} = 2 \times 4$

3) Para cada par de palavras a seguir, identifique suas diferenças semânticas:

   a) -3^2 e $(-3)^2$

   b) $4 - 3 \times 2$ e $4 - (3 \times 2)$

4) Em uma prova, um professor havia solicitado que os alunos encontrassem o valor da expressão numérica $2 + 8 \times 5 - 1$. Ele obteve como resposta de seus alunos os seguintes valores: 40, 49 e 41.

   a) Diga qual a resposta certa?

   b) Para dar uma oportunidade aos alunos que erraram, ele lhes solicitou que *pontuassem* a expressão dada, de modo que a expressão corresponda ao cálculo que eles haviam efetuado. Faça tais pontuações nos casos errados.

Capítulo 3

O *Algebrês*

Segundo Baldin [4], "o pensamento numérico cresce de maneira contínua para desenvolver um pensamento algébrico, mantendo os significados do pensamento numérico adquirido", que acrescenta que "enquanto a aritmética focaliza em números e respostas numéricas, a álgebra escolar focaliza relações". Por essa razão, é incentivado o desenvolvimento de pensamento algébrico a partir de noções básicas da aritmética (como a comparação de valores, por exemplo); é o que se denomina *horizontalidade de conceitos* [8].

A Aritmética trata de números que representam, em linguagem matemática, valores (quantidades) conhecidos. No entanto, suas operações, relações, propriedades e regras de pontuação podem ser expandidas para os casos em que os valores não sejam conhecidos (*constantes* ou *variáveis*). Assim, são apresentadas algumas classes gramaticais no *Algebrês* (Seção 3.1) bem como a maneira de identificar ou nomear seus elementos (Seção 3.2); em seguida, a comparação de valores desconhecidos (constantes ou variáveis) é feita na Seção 3.3, com base no que foi visto em *Aritmetiquês*. Finalmente, dada a importância dos afixos nos nomes dos objetos algébricos, a Seção 3.4.

3.1 Classes e Subclasses Gramaticais

Como visto na Seção 1.3 (página 7), os objetos matemáticos são nomeados (ou identificados) por palavras pertencentes às classes gramaticais que caracterizam o tipo de objeto tratado. Cada uma das classes e subclasses gramaticais segue uma regra para a nomeação de seus elementos, como descrito a seguir:

1. constante: um valor fixo que

   * se for uma constante conhecida, é nomeada por numerais, como em *Aritmetiquês* (Capítulo 2, página 15);

   * se for uma constante desconhecida e

   ** real, é geralmente nomeada pelas primeiras letras do alfabeto latino, em minúsculas, $(a, b, c, ...)$;

38 *Introdução à Gramática da Linguagem Matemática*

    ** <u>inteira</u>, é geralmente nomeada pelas letras k, m, n;

    ** <u>racional</u>, é normalmente *nomeada* por r, embora seja mais comumente *identificada* por $\frac{a}{b}$ ou $\frac{p}{q}$.

    <u>Nota</u>: Como dito anteriormente (página 32), um número fracionário (ou uma fração) é uma palavra homônima que representa um número racional ou um quociente, entre outros. Desta forma, os membros de uma fração são geralmente representados pelas letras $a, b, c, d, \ldots$ ou $p, q, r, s, \ldots$ Neste texto, ao *ler* a (ou ao se *reportar* à) palavra $\frac{a}{b}$ como "fração", considera-se a noção de parte-todo; neste caso, os termos da fração, a e b, correspondem a valores inteiros, assim como ao *ler* a palavra $\frac{a}{b}$ como um identificador (uma representação fracionária) de um número racional. Por outro lado, ao *ler* a (ou ao se *reportar* à) palavra $\frac{a}{b}$ como um quociente, a e b podem corresponder a valores reais.

2. <u>variável</u>: uma quantidade que pode assumir valores diferentes em uma expressão; é geralmente identificada pelas letras:

    * x, y, z, se for uma variável real;

    * i, j, k, se for uma variável inteira.

    <u>Nota</u>: Observe que k é uma palavra polissêmica, pois pode representar valores inteiros constantes ou variáveis, dependendo do contexto.

3. <u>índice</u>: os índices são valores *inteiros* que indicam, por exemplo, a posição de um termo de uma sequência numérica (finita ou infinita) ou de um elemento de uma matriz. Por serem variáveis inteiras, os índices são identificados pelas letras i, j, k, e aparecem usualmente como um sufixo inferior. Por exemplo, x_i, a_{ij}.

4. <u>conjunto</u>: é geralmente denominado pelas primeiras letras latinas maiúsculas (inclusive as matrizes, que são conjuntos ordenados de elementos dispostos em linhas e colunas, organizados de uma forma retangular).

    <u>Observação</u>: Conjuntos, cujos elementos são também conjuntos, são nomeados por letras latinas maiúsculas cursivas. Por exemplo, $\mathcal{M}_{m \times n}$ identifica o "conjunto de todas as matrizes de tamanho $m \times n$ (isto é, com m linhas e n colunas)", enquanto que $M_{m \times n}$ identifica uma determinada matriz deste conjunto. Um outro exemplo é o "conjunto das partes de um determinado conjunto A", nomeado pela notação funcional $\mathcal{P}(\mathcal{A})$ e formado por todos os subconjuntos de A.

5. <u>elementos de um conjunto</u>: são nomeados por letras minúsculas; algumas vezes, seus nomes podem ser formados pelo nome do conjunto ao qual é adicionado um índice, indicando uma enumeração dos elementos. Por exemplo,

    a) $A = \{a_1, a_2, a_3, \ldots, a_i, \ldots, a_n\}$. Observe que, neste caso, a.i) os três primeiros elementos são bem determinados, pois seus índices são descritos por constantes inteiras conhecidas (são nomes de números; isto é, numerais);

a.ii) o índice "i", em a_i, indica um elemento qualquer (genérico) do conjunto, pois seu índice é descrito por uma variável inteira (i);

a.iii) o índice "n", em a_n, indica que este conjunto possui n elementos, e que o elemento a_n é o último descrito nesta enumeração. O valor de n é fixo, porém desconhecido.

b) os diversos elementos de uma matriz $A_{m \times n}$ são identificados por a_{ij}, onde o índice i indica a linha e o índice j indica a coluna, de A, em que este elemento se encontra[1] (i e j representam variáveis inteiras). Por outro lado, o elemento a_{23} se encontra na coluna 3 da linha 2 de A (pois seus índices são descritos por numerais: logo, constantes conhecidas), enquanto que a_{mn} se encontra na última linha, última coluna da matriz (pois seus índices são descritos por constantes desconhecidas; isto é, o número de linhas, m, e o número de colunas, n, de A).

3.2   Nomes e Identificadores

Como visto na Seção 1.4, página 8, um objeto matemático possui um nome, mas pode ser igualmente denominado por identificadores. Além disso, um identificador indica uma das diferentes formas, ou *operações*, de obter o objeto em questão. Deve-se então observar atentamente a distinção entre o significado de uma palavra (ou uma locução) e a forma de obter o valor correspondente. Seguem alguns casos:

1. a palavra ab significa *o produto de a por b*, cujo valor é resultante da operação de multiplicação de a por b (isto é, o resultado de $a \times b$ é ab). Desta forma, tanto $a \times b$ quanto ab representam o mesmo objeto: o produto de a por b. Neste caso, $a \times b$ é um identificador do objeto nomeado ab. Assim, em $a \times b = ab$, lê-se "*a multiplicação de 'a' por 'bê' resulta no produto de 'a' por 'bê' *".

2. a palavra $\frac{a}{b}$ significa *o quociente de a por b*, cujo valor é resultante da operação de divisão. Assim, no caso de a divisão não ser exata, seu quociente é representado por uma fração própria ou imprópria; por outro lado se a divisão for exata, seu quociente (um valor inteiro) é representado por uma fração aparente. Desta forma, tanto $a \div b$ quanto $\frac{a}{b}$ representa o mesmo objeto: o quociente de a por b. Neste caso, $a \div b$ é um identificador do objeto nomeado $\frac{a}{b}$. Assim, em $a \div b = \frac{a}{b}$, lê-se "*a divisão de 'a' por 'bê' resulta no quociente de 'a' por 'bê' *".

Vale observar que este conceito pode ser generalizado; isto é, a e b podem representar não só valores naturais (como apresentado na página 32, Capítulo 2), como quaisquer valores reais, sendo o divisor um valor não nulo, isto é, $a \in \mathbb{R}$ e $b \in \mathbb{R}^*$.

---

[1] As linhas formam a primeira *dimensão* da matriz e as colunas, a segunda *dimensão*. Assim, para identificar um elemento a_{ij}, primeiro busca-se a linha i para, em seguida, localizar a coluna j, desta linha, a fim de localizar o elemento representado pela palavra a_{ij}. Assim, uma leitura interpretada, *gramaticalmente* mais aconselhada, seria que a_{ij} indica "o elemento que se encontra na *coluna j* da *linha i* de A".

40 *Introdução à Gramática da Linguagem Matemática*

Figuras de Linguagem[2]

No dialeto *Algebrês*, é comum utilizar o *quociente* $\frac{a}{b}$ para representar a operação de divisão, $a \div b$, assim como o *produto ab* para representar a operação de multiplicação, $a \times b$. Pode-se fazer um paralelo com a figura de linguagem *metonímia*, na língua portuguesa, em que um dos tipos existentes é a substituição do "produto" pela "marca", como em "Bombril" para dizer "palha de aço". No entanto, **gramaticalmente** falando, recomenda-se que se leia a palavra $\frac{a}{b}$ pelo seu significado (isto é, "o quociente de a por b"), sendo aceitável a leitura metonímica " 'a' dividido por 'bê' ". A leitura (mal)soletrada " 'a' sobre 'bê' " é fortemente desaconselhável, do ponto de vista **gramatical**. Do mesmo modo, a palavra ab deve ser lida como "o produto de 'a' por 'bê' ", sendo aceitável a leitura metonímica " 'a vezes 'bê' ".

Uma outra figura de linguagem da língua portuguesa que pode ser encontrada na linguagem matemática é a *elipse*. A elipse consiste em ocultar, em uma oração, um termo que pode ser identificado pelo contexto. Por exemplo, a oração "Ontem, **eu** compr<u>ei</u> um livro." pode ser reescrita como "Ontem, compr<u>ei</u> um livro.", tendo em vista que a desinência verbal *"ei"* (uma desinência modo-temporal) indica a *primeira pessoa do singular do pretérito perfeito do indicativo de verbos regulares do primeiro grupo (os terminados em "ar").*

Na linguagem matemática, a expressão $4 + 5(7 - 1)$ não está **gramaticalmente** correta, pois, como dito anteriormente (página 26), em *Aritmetiquês*, "uma operação binária é representada por seus operandos, separados pelo respectivo operador". Pode-se, no entanto, fazer um paralelo com a figura de linguagem elipse, "emprestando" do *Algebrês* a noção de produto dada pela justaposição de identificadores de valores. Em outros termos, $4 + 5(7 - 1)$ significando "a soma de 4 com o produto de 5 pela diferença entre 7 e 1".

Deve-se, no entanto, tomar muito cuidado com o uso de "figuras de linguagem" no ensino fundamental (período em que se está construindo o vocabulário da linguagem matemática; isto é, assimilando os conceitos). É comum encontrar erros *gramaticais* do tipo $4 + 5(7 - 1) = 4 + 56$, nos anos iniciais, mostrando que há a confusão de dialetos [23].

Múltiplos e submúltiplos

Como vimos na Seção 2.2, na operação de divisão de dois números naturais, temos diferentes casos a considerar:

1. no caso de uma divisão exata, o quociente é um número natural. Por exemplo: $6 \div 2 = 3$, que se lê *"a divisão de seis por dois resulta em três"*, ou *"o quociente de seis por dois é igual a três"*. Vê-se claramente que tanto "o quociente de 6 por 2" quanto "3" representam a mesma

---

[2]"Figuras de linguagem são recursos linguísticos que empregam palavras ou estruturas de frase de modo diferente da forma usual ..." [17]

Capítulo 3 - O Algebrês **41**

quantidade. As duas expressões *identificam* a quantidade 3. A locução $6 \div 2$ representa uma das possíveis operações que resultam na quantidade *denominada* 3, um número natural.

2. no caso de uma divisão não exata (página 32), o quociente é um número fracionário. Por exemplo, $3 \div 6 = \frac{3}{6}$, cuja fração irredutível equivalente é $\frac{1}{2}$. A locução $3 \div 6$ representa uma das possíveis operações que resultam na quantidade *denominada* $\frac{1}{2}$, um número fracionário.

Uma vez compreendida esta leitura, torna-se mais fácil entender a representação de *múltiplos* e *submúltiplos*, como descrito a seguir.

1. Um *múltiplo*[3] de um número é representado por uma palavra, cujo prefixo é uma constante **inteira** que indica o fator multiplicador. Por exemplo:

   - o dobro de x corresponde a adicionar duas parcelas iguais, de valor x . Logo, para calcular o valor do dobro de x, deve-se efetuar a operação $x + x$ (ou, equivalentemente, $2 \times x$). Assim, o dobro de x é representado por $2x$, onde o prefixo "2" indica *dobro de*;

   - o triplo de x corresponde a adicionar três parcelas iguais, de valor x. Logo, para calcular o valor do triplo de x, deve-se efetuar a operação $x + x + x$ (ou, equivalentemente, $3 \times x$). Assim, o triplo de x é representado por $3x$, onde o prefixo "3" indica *triplo de*;

   - generalizando, a palavra kx significa um *múltiplo* de x, onde o prefixo "k" indica *adicionar k parcelas iguais, de valor x* (ou, equivalentemente, $k \times x$).

   Vale ressaltar que kx é o nome de um múltiplo (de fator multiplicador k) e $k \times x$ corresponde a um identificador de kx.

2. Um *submúltiplo* de um número representa uma parte (ou uma fração) deste número. Desta forma, deve ser acrescido, ao identificador deste número, um <u>infrafixo</u> que indique seu fator divisor. Por exemplo,

   - a metade de x é representada por $\frac{x}{2}$, onde o infrafixo "$\overline{2}$" é composto de duas partes: "–", que significa "parte de", e "2", que indica a quantidade de partes em que x foi dividido. Vale observar que obter "a metade de x" corresponde a dividir x *ao meio* e tomar *uma <u>única</u> metade* (isto é, "um <u>meio</u> de x"); assim, a "metade de x" pode ser equivalentemente escrita, em linguagem matemática, como $\frac{1}{2} \times x$.

   - a terça parte de x é representada por $\frac{x}{3}$, onde "3" (no infrafixo composto "$\overline{3}$") indica a quantidade de partes em que x foi dividido. Vale observar que "a terça parte de x" corresponde a "um <u>terço</u> de x" que, por sua vez, pode ser escrito, em linguagem matemática, como $\frac{1}{3} \times x$.

   - generalizando, a palavra $\frac{x}{k}$ significa um *submúltiplo* de x e pode ser escrita, equivalentemente, como $\frac{1}{k} \times x$.

---

[3]Não confundir com *múltiplo escalar*, em que o fator multiplicador é um número real.

42 *Introdução à Gramática da Linguagem Matemática*

Vale ressaltar que, assim como para um múltiplo, $\frac{x}{k}$ é o nome de um submúltiplo (de fator divisor k) e $\frac{1}{k} \times x$ corresponde a um identificador de $\frac{x}{k}$.

Além disso, se $a = 2b$, tem-se que a vale o *dobro de b*; consequentemente, b vale a *metade* de a, visto que, por propriedades algébricas, $a = 2b$ equivale a dizer que $b = \frac{a}{2}$. Do mesmo modo, se $a = 3b$, tem-se que a vale o *triplo de b*; consequentemente, b vale a *terça parte* de a, visto que $b = \frac{a}{3}$. Assim, generalizando, múltiplo e submúltiplo são palavras antônimas, formadas por afixos de sentidos opostos (vide Apêndice A).

É interessante observar ainda que há uma *regra "gramatical" da linguagem matemática*[4], que diz que "uma palavra, do *Algebrês*, formada por justaposição, representando o produto de um valor desconhecido (ou de uma variável) por uma constante numérica conhecida deve começar pelo numeral que representa a constante numérica conhecida". Em outros termos,

- as palavras $2x$, $4abc$ estão corretas;

- as palavras $x2$, $a4bc$, $ab4c$, $abc4$ estão *gramaticalmente* erradas.

Notação funcional

Em *Algebrês*, algumas palavras que indicam uma característica de um objeto possuem sinônimos escritos na forma de notação funcional (vide página 9). Por exemplo, $|A|$, palavra que indica "número de elementos de um conjunto A", ou "determinante de uma matriz quadrada". No primeiro caso, *número de elementos* é a característica que se quer indicar do conjunto A; desta forma $|A|$ é sinônimo de $n(A)$ (n representando a quantidade de elementos) e de $card(A)$ (indicando *cardinalidade* do conjunto A). No segundo, $|A|$ é sinônimo de $det(A)$, sendo *determinante* a característica a ser representada.

3.3   Comparação de valores

Como visto na Seção 2.4 (página 33), ao comparar valores pela *diferença* (resultado da operação de subtração) entre eles, podem ser identificadas uma relação de *equivalência* (quando não há diferença; isto é, são iguais) ou de *ordem* (quando são diferentes) entre eles. Assim, considerando, por exemplo, duas constantes reais a e b, tem-se que

a) $a = b$ e $a - b = 0$ são *frases equivalentes*; isto é, dizer que "*dois valores são iguais*" equivale a dizer que "*não há diferença entre eles*";

---

[4]Na verdade, uma convenção "informal" que, acreditamos, seja para evitar mais uma fonte de dúvida entre x^2 (o quadrado de x), x_2 (a segunda variável real, de uma lista de variáveis reais) e, ainda "x2" (que, neste caso "significaria" "x vezes dois"). Todas estas palavras, em leitura *soletrada* "habitual" seriam "xis dois".

b) $a \neq b$ e

 b.i) $a < b$ e $a - b < 0$ (ou seja, $a - b = c$ e $c < 0$) são equivalentes; isto é, dizer que *"um valor a é menor do que um segundo valor b"* equivale a dizer que *"a diferença entre a e b é negativa"*. Em outros termos, há uma *falta* quando comparamos o primeiro, a, com o segundo, b.

 b.ii) assim como $a > b$ e $a - b > 0$ (ou seja, $a - b = c$ e $c > 0$) são igualmente *frases equivalentes*; isto é, dizer que *"um valor a é maior do que um segundo valor b"* equivale a dizer que *"a diferença entre a e b é positiva"*. Em outros termos, há uma *sobra*, quando comparamos o primeiro, a, com o segundo, b;

Comparação de frações

Comparar frações significa comparar as partes do todo que cada uma representa e verificar a relação que há entre elas: de *equivalência*, no caso de serem iguais, ou *de ordem*, no caso de serem diferentes. Duas situações são possíveis:

1. frações com mesmo denomidador; por exemplo, $\dfrac{a}{b}$ e $\dfrac{c}{b}$, $b \neq 0$.

 Neste caso, comparam-se quantidades de partes de mesmo tamanho; assim, quanto maior a quantidade de partes considerada (o numerador), maior é a fração. Desta forma

 1.a) $a = c$ indica que as duas frações representam a *mesma* quantidade do todo e portanto as frações são iguais; isto é $\dfrac{a}{b} = \dfrac{c}{b}$;

 1.b) $a < c$ indica que a primeira fração representa uma quantidade *menor* de partes do todo do que a segunda; isto é, $\dfrac{a}{b} < \dfrac{c}{b}$;

 1.c) $a > c$ indica que a primeira fração representa uma quantidade *maior* de partes do todo do que a segunda; isto é, $\dfrac{a}{b} > \dfrac{c}{b}$.

2. frações com denominadores diferentes; por exemplo, $\dfrac{a}{b}$ e $\dfrac{c}{d}$, $b \neq d$, $b \neq 0$, $d \neq 0$.

 Neste caso, estão sendo comparadas partes *diferentes* do todo. Com $b = 5$ e $d = 2$, por exemplo, estão sendo comparadas quantidades de *quintas partes* com quantidades de *metades* (ou quantidades de *quintos* com quantidades de *meios*); portanto, subunidades diferentes. Sendo assim, é necessário comparar frações equivalentes a cada uma delas (Figuras 3.1(a) e 3.1(b), que possuem o mesmo denominador[5] (ou partes de mesmo tamanho).

---

[5] Como dito antes, os métodos de determinação de frações equivalentes não são explicados neste livro, pois não influenciam na identificação da gramática.

44 *Introdução à Gramática da Linguagem Matemática*

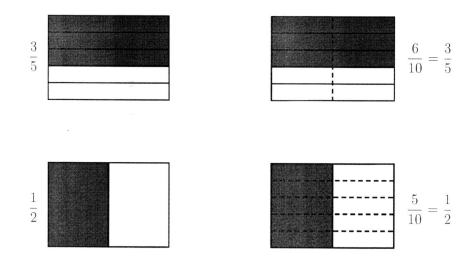

Figura 3.1: Comparar $\frac{3}{5}$ a $\frac{1}{2}$...   ... equivale a comparar $\frac{6}{10}$ a $\frac{5}{10}$.

3.4 Os afixos

Como dito na Subseção 1.2.1, página 3, em linguagem matemática, há também afixos; isto é, subpalavras acrescidas a uma palavra dita *primitiva*, indicando "a mesma modificação da palavra primitiva ou que lhe dão um outro significado". Foram identificados ainda outros tipos de afixos (sobrefixos, suprafixos, infrafixos), além dos existentes em uma língua natural (prefixos, sufixos, etc.). Além disso, observa-se que algumas locuções, em linguagem matemática, são formadas por afixação; isto é, uma palavra ou uma locução[6] que é acrescida a uma palavra primitiva, como nos Exemplos 2g e 2h. Seguem alguns afixos do dialeto *Algebrês*:

1. *prefixos*: são incluídos no início da palavra primitiva.

    1.a) a letra "−", significa *oposto, simétrico* de um valor numérico, seja ele constante ou variável, inteiro ou real.

    Exemplo 3.1. $-a$, $-x^2$, $(-m)^2$, $-\left(\dfrac{n+7}{2}\right)$; que se leem, respectivamente, "o simétrico de 'a' ", "o simétrico do quadrado de 'xis' ", "o quadrado do simétrico de 'eme' ", "o simétrico da metade da soma de 'ene' e 'sete' ".

    Este prefixo pode ser visto como um *prefixo de negação* (Vide Apêndice A).

    1.b) qualquer letra que represente uma constante inteira (conhecida - um numeral; ou desconhecida - k, m, n), quando utilizado como um prefixo, caracteriza um *fator multiplicador* (conforme página 42).

---

[6]Quando o afixo é uma locução, ele é denominado *afixo locucional*.

Exemplo 3.2. $2a$, $3x^2$, $(3m)^2$, $5\left(\dfrac{n+7}{2}\right)$; que se leem, respectivamente, "o dobro de 'a' ", "o triplo do quadrado de 'xis' ", "o quadrado do triplo de 'eme' ", "o quíntuplo da metade da soma de 'ene' e sete".

2. *sufixos*: são incluídos no final da palavra. Em *Algebrês*, há muitos sufixos, inclusive os ditos *sufixos superiores* (os colocados acima da palavra primitiva) e os ditos *sufixos inferiores* (os colocados abaixo da palavra primitiva).

2.a) a palavra "!", quando utilizada como sufixo, após uma representação de um valor numérico inteiro *não negativo*, indica o *fatorial* deste número.

Exemplo 3.3. $n!$, $(k+1)!$; que se leem, respectivamente, "o fatorial de 'ene' ", "o fatorial do sucessor de 'cá' ".

2.b) a palavra "∗", utilizada como sufixo superior após uma palavra que representa o nome de um conjunto numérico, indica (como dito antes) a *exclusão do* 0 deste conjunto.

Exemplo 3.4. $\mathbb{Z}^*$, $\mathbb{R}^*$; que se leem, respectivamente, "o conjunto dos números inteiros não nulos (isto é, diferentes de 0)", "o conjunto dos números reais não nulos".

2.c) a palavra "+", utilizada como sufixo inferior após uma palavra que representa o nome de um conjunto numérico, indica (como dito antes) a *exclusão dos números negativos* deste conjunto.

Exemplo 3.5. $\mathbb{Z}_+$, $\mathbb{R}_+$; que se leem, respectivamente, "o conjunto dos números inteiros não negativos", "o conjunto dos números reais não negativos".

2.d) a palavra "−", utilizada como sufixo inferior após uma palavra que representa o nome de um conjunto numérico, indica (como dito antes) a *exclusão dos números positivos* deste conjunto.

Exemplo 3.6. $\mathbb{Z}_-$, $\mathbb{R}_-$; que se leem, respectivamente, "o conjunto dos números inteiros não positivos", "o conjunto dos números reais nao positivos".

2.e) um valor inteiro não negativo constante (conhecido ou desconhecido) ou variável, quando utilizado como sufixo inferior, representa um índice, indicando a posição de um elemento de um conjunto ordenado (uma sequência ordenada - ou uma sucessão - ou um conjunto enumerado) ou uma matriz.

Exemplo 3.7.

i) O nome dos alunos de uma pequena turma pode ser descrito, em ordem alfabética, pela sequência (finita): Ana, André, Carla, João, Paulo, Pedro, Ricardo, Tereza e Verônica. Assim, se $A = \{a_1, a_2, a_3, a_4, a_5, a_6, a_7, a_8, a_9\}$ é uma representação do conjunto de alunos desta turma, correspondente à lista dada, a_5 indica o quinto aluno desta sequência, representando então o aluno *Paulo*. O conjunto das meninas desta turma pode ser então representado por $B = \{a_1, a_3, a_8, a_9\}$.

46 *Introdução à Gramática da Linguagem Matemática*

ii) Em uma matriz A com m linhas e n colunas, o elemento que se encontra na coluna j (j menor do que ou igual a n) da linha i (i menor do que ou igual a m) é representado por a_{ij}.

Vale observar que o tamanho (ou dimensão) de uma matriz (isto é, seus números de linhas e de colunas) é também indicado por um sufixo inferior. Por exemplo, $A_{m \times n}$, que se lê "matriz 'a', com 'eme' linhas e 'ene' colunas" ou, simplesmente "matriz 'a', 'eme' por 'ene' " (neste caso, subentende-se a primeira leitura; isto é, m linhas com n colunas - um outro exemplo da figura de linguagem *elipse*). Além disso, o tamanho de uma matriz quadrada A, com n linhas e n colunas, é indicado pelo sufixo inferior n, em A_n (que se lê, "matriz 'a', quadrada de ordem 'ene' " ou, simplesmente, "matriz 'a', de ordem 'ene' ")[7].

2.f) a palavra "-1", quando utilizada como um sufixo superior, indica o *inverso*[8] *de*. Dizendo de forma simplificada, por exemplo, se x representa um número real, diferente de zero, x^{-1} representa o inverso de x, isto é, $x \times x^{-1} = 1$. Assim,

Exemplo 3.8.

i) 3^{-1} representa o inverso de 3; seu valor é $\dfrac{1}{3}$, pois $3 \times \dfrac{1}{3} = 1$;

ii) a^{-1} representa o inverso de $a, a \neq 0$; seu valor é $\dfrac{1}{a}$, pois $a \times \dfrac{1}{a} = 1$;

iii) $\left(\dfrac{a}{b}\right)^{-1}$ representa o inverso de $\dfrac{a}{b}, a \neq 0, b \neq 0$; seu valor é $\dfrac{b}{a}$, pois $\dfrac{a}{b} \times \dfrac{b}{a} = 1$

2.g) a locução "$+ 1$", quando utilizada como sufixo, após um nome ou um identificador de um valor numérico inteiro, indica "seu sucessor"[9]; isto é, ao adicionar 1 unidade a qualquer inteiro, obtém-se o número seguinte a este.

Exemplo 3.9. $k + 1$, $2n + 1$, $m^3 + 1$; que se leem, respectivamente, "o sucessor de 'cá' ", "o sucessor do dobro de 'ene' " e "o sucessor do cubo de 'eme' ".

2.h) a locução "$- 1$", quando utilizada como sufixo, após um nome ou um identificador de um valor numérico inteiro, indica "seu antecessor"; isto é, ao subtrair 1 unidade de qualquer inteiro, obtém-se o número anterior a este.

---

[7]Observe novamente o caráter homônimo da palavra A_n: no exemplo, trata-se de uma "matriz quadrada de ordem n"; no entanto, A_n pode representar também o "último conjunto da sequência de conjuntos $A_1, A_2, \ldots, A_n$".

[8]Normalmente, quando se diz simplesmente "elemento inverso", trata-se do elemento inverso multiplicativo; neste caso, "o oposto, o simétrico" são então formas de se referenciar ao "elemento inverso *aditivo*". No entanto, há autores que utilizam, explicitamente, os termos "inverso multiplicativo" (indicado pelo sufixo superior "-1") e "inverso aditivo" (indicado pelo prefixo "-").

[9]Um número e seu sucessor (bem como um número e seu antecessor) são ditos *consecutivos*; assim, "três números consecutivos" podem ser representados por um número, seu antecessor e seu sucessor (em linguagem matemática, $n-1, n$ e $n + 1$).

Exemplo 3.10. $k-1$, $2n-1$, m^3-1; que se leem, respectivamente, "o antecessor de 'cá' ", "o antecessor do dobro de 'ene' " e "o antecessor do cubo de 'eme' ".

3. *sobrefixos*: em português, o prefixo "sobre" indica *em cima de*. Um sobrefixo na linguagem matemática é uma palavra que é colocada "em cima" de outra palavra. Por exemplo, "$/$", é um sobrefixo de negação (vide Apêndice A, página 134).

4. *suprafixos*: em português, o prefixo "supra" indica *acima de*. Um suprafixo na linguagem matemática é uma palavra que é colocada "acima" de outra palavra. Por exemplo, "—", quando utilizado como um suprafixo de uma palavra representando um conjunto, significa *complementar* deste conjunto; este é suprafixo de negação (vide Apêndice A, página 135).

5. *infrafixos*: em português, o prefixo "infra" indica *abaixo de*. Um infrafixo na linguagem matemática é uma palavra que é colocada "abaixo" de outra palavra.

Exemplo 3.11. Como visto no Capítulo 1, página 5, a palavra "$-$", quando utilizada como infrafixo, em palavras que representam operadores relacionais, significa "ou igual a".

Exemplo 3.12. Do mesmo modo, como visto no Capítulo 2, página 19, uma fração é representada por uma palavra do tipo $\dfrac{\text{numerador}}{\text{denominador}}$, onde ao numerador (indicando uma quantidade) é acrescido o infrafixo "$\overline{\text{denominador}}$" indicando a unidade considerada (no caso, partes de um inteiro).

6. *parassíntese e circunfixo*: estes afixos, em *Algebrês*, foram amplamente exemplificados na Seção 1.2.1. do Capítulo 1 (páginas 5-6).

As observações feitas para a palavra $\displaystyle\sum_{i=1}^{n}$ (que significa "soma de n parcelas"), formada por inclusão de um circunfixo (Capítulo 1, página 5), valem para as palavras $\displaystyle\prod_{i=1}^{n}$, $\displaystyle\bigcup_{i=1}^{n}$ e $\displaystyle\bigcap_{i=1}^{n}$, que indicam, respectivamente, "produto de n fatores", "união de n conjuntos" e "interseção de n conjuntos".

3.5 Exercícios

1) Traduza para a linguagem matemática as frases a seguir:

  a) A soma de três números consecutivos é um múltiplo de três.

  b) Um número natural, entre quatro e sete.

  c) Um número real, entre quatro e sete.

48 *Introdução à Gramática da Linguagem Matemática*

   d) Um número natural, de quatro até sete.

   e) Um número real, de quatro até sete.

   f) O conjunto dos números naturais, entre quatro e sete.

   g) O conjunto dos números reais, entre quatro e sete.

   h) O conjunto dos números naturais, variando de quatro até sete.

   i) O conjunto dos números reais, variando de quatro até sete.

   j) O conjunto dos números reais, superiores a quatro e até sete.

   k) O conjunto dos números reais, a partir de quatro e inferior a sete.

2) Para cada par de palavras a seguir, identifique se são sinônimas ou equivalentes:

   a) $\dfrac{1}{2}x$ e $\dfrac{x}{2}$

   b) $\sqrt{16}$ e 2^2

   c) $|A|$ e $n(A)$

3) Para cada par de palavras a seguir, identifique suas diferenças semânticas:

   a) $5x^{-1}$ e $(5x)^{-1}$

   b) $a + \dfrac{b}{c}$ e $\dfrac{a+b}{c}$

   c) $a + bc$ e $(a+b)c$

   d) $|A \times B|$ e $|A| \times |B|$

   e) $\displaystyle\sum_{i=1}^{n} 2i - 1$ e $\displaystyle\sum_{i=1}^{n}(2i - 1)$

4) As equações a seguir não possuem solução. Explique analisando-as semanticamente.

   a) $2n + 3 = 12$

   b) $(n - 1) + n + (n + 1) = 80$

5) Em cada item a seguir, determine o(s) erro(s) gramatical(is) na palavra ou frase, caso exista(m).

   a) $A \subseteq B \Rightarrow A \leq B$

   b) $A \in B$

   c) $A \subset B$

   d) $A \in \mathcal{B}$

6) Criando "adivinhações".

Exemplo: "Pense em um número[10] destas adivinhações, multiplique-o por três; em seguida, some 5. Qual foi o resultado? Então você pensou em ..."

$n \times 3 + 5 = m \Leftrightarrow m = 3n + 5 \Leftrightarrow m - 5 = 3n \Leftrightarrow n = \dfrac{m-5}{3}$. O número pensado corresponde então a *um terço da diferença entre o número dito e cinco"*.

Determine a expressão que representa o número pensado para as seguintes instruções:

a) "Pense em um número, adicione três a ele; em seguida, multiplique esta soma por dois e, finalmente, subtraia quatro. Qual foi o resultado? Então você pensou em ..."

b) "Pense em um número, multiplique seu sucessor por 2, acrescente ao resultado o quádruplo do número pensado e, finalmente, encontre a metade deste último resultado. Qual foi o resultado final? Então você pensou em ..."

7) Escreva, em *Algebrês*, a expressão que traduz as situações-problema descritas a seguir e, em seguida, encontre a solução:

a) João começou a organizar sua coleção de duzentas e setenta figuras. No primeiro dia, ele arrumou quarenta e cinco delas e, em cada um dos seis dias seguintes, ele arrumou vinte e cinco. Quantas figuras ainda estão por organizar?

b) Se João continuar no mesmo ritmo, em quantos dias maid, *no máximo*, ele terminará sua organização?

c) Paulo foi à feira e, em uma banca de frutas, ele gastou a terça parte da quantia que levou. Em seguida, gastou dois quintos do que sobrou, na compra de verduras. Ainda lhe sobraram R$54,00. Quanto Paulo gastou na feira?

d) Em uma sala de aula, há 35 cadeiras e 26 alunos.

d.i) Quantas cadeiras devem ser retiradas da sala para que ela fique com a mesma quantidade de cadeiras e de alunos?

d.ii) E se a turma tivesse 40 alunos, quantas cadeiras devem ser procuradas para acomodar todos os alunos?

---

[10]Normalmente, estas adivinhações são feitas para "pensar em um número inteiro" (principalmente, porque são feitas a crianças do ensino fundamental); no entanto, nada impede que a pessoa pense em um número *racional*, *real* (ou mesmo *complexo*). A forma mais "precisa", para que se espere que o número pensado seja inteiro, seria "Pense em um número inteiro, ...".

Capítulo 4

O *Logiquês*

A Lógica Matemática busca formalizar (ou desenvolver) o raciocínio lógico. Uma das primeiras etapas de seu estudo consiste na determinação da veracidade, ou não, de uma afirmação. Para isto, ela se baseia em *proposições*, que são "afirmativas que podem ser verdadeiras ou não" e nas *operações lógicas sobre proposições* (estudadas no Cálculo Proposicional, Seção 4.2). Além disso, a Lógica Matemática é regida por dois princípios fundamentais e pelas operações lógicas sobre proposições.

Para a determinação do valor lógico de uma proposição, normalmente se utilizam as *tabelas-verdade*, um "dispositivo prático" onde figuram todos os valores lógicos possíveis de uma proposição. No entanto, conhecendo as definições das operações lógicas e analisando sintaticamente uma proposição, é possível determinar seu valor lógico sem, contudo, descrever sua tabela verdade que, eventualmente, pode ser de um tamanho muito grande.

Os conceitos, definições e propriedades descritos neste capítulo são baseados em [1], [6] e [12]. Particularmente, neste capítulo, as noções gramaticais são apresentadas ao longo das seções; no entanto, dada a sua importância, há uma seção dedicada à pontuação em *Logiquês* (Seção 4.4).

4.1 Conceitos Básicos

As proposições básicas são o elemento de base da Lógica Matemática. Uma *proposição* é toda e qualquer afirmação que pode ser verdadeira ou não. Frases exclamativas (como, "Que dia lindo!"), interrogativas (como, "Haverá prova hoje?"), entre outras, não são proposições, pois não é possível lhes atribuir um valor de veracidade ou falsidade (seu *valor lógico*). Desta forma, são exemplos de proposição:

1. Brasil é um país da América do Sul.

2. O número natural 4 é ímpar.

3. O número natural 12 *não* é ímpar.

4. Paris é a capital da França *e* Brasília é a capital do Brasil.

52 *Introdução à Gramática da Linguagem Matemática*

5. O quadrado de um número natural par é igualmente um número par.

6. *Se n é par, então n^2 é ímpar.*

7. Rio de Janeiro já foi capital do Brasil *ou* Belo Horizonte é a capital do Ceará.

Observa-se que para cada uma dessas afirmativas, é possível identificar se ela é *verdadeira* (como as proposições 1, 3, 4, 5 e 7) ou *falsa* (como as proposições 2 e 6). Além disso, uma proposição pode exprimir uma única ideia (como em 1 e 2) ou uma combinação de duas ou mais ideias (como em 4, 5, 6 e 7) ou ainda a *negação* de uma ideia (como em 3).

As proposições que exprimem uma única ideia são ditas *proposições simples*; as que são <u>baseadas</u> em pelo menos uma ideia são ditas *proposições compostas*.

Nomes e identificadores

As proposições simples são nomeadas pelas letras latinas *minúsculas* $p, q, r, \ldots$ As compostas, por sua vez, são nomeadas pelas letras latinas *maiúsculas* $P, Q, R, \ldots$

Quando se quer evidenciar as proposições simples que formam uma proposição composta, utiliza-se a notação funcional $P(p, q, r)$ para identificá-la. Por exemplo, a proposição 4 pode ser identificada por $P(p, q)$, onde

p : Paris é a capital da França

e

q : Brasília é a capital do Brasil.

A proposição 3 pode ser identificada por $P(p) : \sim p$, onde p : O número natural 12 é ímpar. Observe que P corresponde à negação de p.

Como em *Algebrês*, um identificador pode também indicar uma das formas ou *operações*[1] de obter o objeto em questão.

Princípios fundamentais da lógica

Para identificar o valor lógico de uma proposição, seja ela simples ou composta, a Lógica Matemática se baseia em dois princípios fundamentais:

1. **Princípio da não contradição**: uma proposição não pode ser verdadeira e falsa, ao mesmo tempo;

2. **Princípio do terceiro excluído**: toda proposição ou é verdadeira ou é falsa; não existe uma terceira alternativa.

---

[1] Estas operações são estudadas na Seção 4.2.

Capítulo 4 - O Logiquês **53**

Valor lógico de uma proposição

Pelos princípios fundamentais da lógica, toda proposição (simples ou composta) tem um único valor lógico, que pode ser:

- *verdade*, se a proposição for *verdadeira*; em *Logiquês*, V;

- *falsidade*, se a proposição for *falsa*; em *Logiquês*, F.

Vale observar que *falso* é antônimo de *verdadeiro* (e, claro, vice-versa). Desta forma, *falsidade* é antônimo de *verdade* e, consequentemente, em *Logiquês*, as palavras V e F são antônimas.

Em *Logiquês*, para dizer que uma proposição é verdadeira ou falsa, utiliza-se uma notação funcional (vide página 9), indicando o *valor lógico*, ou V ou F, da proposição; por exemplo, $V(p) = F$ ou $V(Q) = V$. Analisando as proposições simples da página 51, tem-se:

1. p : Brasil é um país da América do Sul.

   $V(p) = V$ (lê-se, "O valor lógico da proposição 'pê' é igual a *verdade*; ou, em uma leitura soletrada, "*vê* de *pê* é igual a *vê*");

2. q : O número natural 4 é ímpar.

   $V(q) = F$ (lê-se, "O valor lógico da proposição 'quê' é igual a *falsidade*; ou, em uma leitura soletrada, "*vê* de *quê* igual a *éfe*).

No entanto, como dito anteriormente, uma proposição composta exprime uma combinação de duas ou mais ideias ou ainda a negação de uma ideia. O primeiro caso, exprime-se em *Logiquês*, por meio de *operações lógicas sobre proposições*, indicando a natureza (ou o tipo) desta combinação; o segundo, por sua vez, por se tratar de uma negação, exprime-se por meio de uma palavra, derivada da que representa a proposição a ser negada, utilizando um afixo de negação. Analisando, "intuitivamente", as proposições compostas da página 51, tem-se:

3. P_1 : O número natural 12 *não* é ímpar.

   $V(P_1) = V$ (efetivamente, 12 **não** é um número ímpar);

4. P_2 : Paris é a capital da França *e* Brasília é a capital do Brasil.

   $V(P_2) = V$ (efetivamente, **tanto** Paris é a capital da França **quanto** Brasília é a capital do Brasil);

5. P_3 : O quadrado de um número natural par é igualmente um número par.

   $V(P_3) = V$ (de fato, esta é uma propriedade algébrica);

54 *Introdução à Gramática da Linguagem Matemática*

6. P_4 : *Se n é par, então* n^2 *é ímpar.*

$V(P_4) = F$ (de fato, segundo a propriedade descrita pela proposição P_3, se n é par, n^2 (seu quadrado) também é par; e não ímpar, como quer indicar P_4).

7. P_5 : Rio de Janeiro já foi capital do Brasil *ou* Belo Horizonte é a capital do Ceará.

$V(P_5) = V$ (efetivamente, embora Belo Horizonte **não** seja a capital do Ceará, Rio de Janeiro já foi capital do Brasil).

Esta análise "intuitiva" é formalizada pelo *Cálculo Proposicional* (ou Cálculo das Proposições), que estuda as operações lógicas sobre proposições, descrita na seção a seguir.

4.2 Cálculo Proposicional

As proposições compostas, como dito anteriormente, permitem exprimir uma combinação de uma ou mais ideias, bem como a negação de uma ideia. Elas são descritas, em *Logiquês*, por meio das operações lógicas sobre proposições, que definem a associação (ou as associações) entre elas. No entanto, essas ideias podem ser expressas em uma linguagem natural sem que os *operadores lógicos* estejam explicitamente presentes. É necessário então uma interpretação do que é dito, em linguagem natural, para em seguida se fazer uma descrição em *Logiquês* (ou, para se fazer uma tradução para o *Logiquês*).

São cinco as operações lógicas fundamentais[2]: *negação, conjunção, disjunção, condicional* e *bicondicional*.

4.2.1 Negação

Como seu nome claramente indica, esta operação tem por finalidade **negar** uma proposição. A negação é uma operação unária, isto é, possui um único operando. Em *Logiquês*, ela é representada pelo acréscimo do prefixo de negação[3] "$\sim$". Por exemplo,

1. Considerando p : Brasília é a capital do Brasil. Sua negação, $\sim p$, significa Brasília **não** é a capital do Brasil.

$V(\sim p) = F$, tendo em vista que Brasília **é** efetivamente a capital do Brasil.

Desta forma, observa-se que $V(p) = V$ e $V(\sim p) = F$;

2. Por outro lado, considerando q : 6 é o dobro de 2. Sua negação, $\sim q$, significa 6 **não** é o dobro de 2.

$V(q) = F$, tendo em vista que o dobro de 2 é 4 (e não 6).

Desta forma, observa-se que $V(q) = F$ e $V(\sim q) = V$.

---

[2]Todas são operações *binárias*, à exceção da *negação*, que é *unária*.
[3]Encontra-se também o prefixo "$\neg$" (ou mesmo "!").

Em outros termos, *o valor lógico da negação de uma proposição* corresponde ao **antônimo** (oposto, contrário) de seu valor lógico.

A análise do valor lógico da negação de uma proposição composta é feita na Subseção 4.3, após a descrição das demais operações lógicas.

4.2.2 Conjunção

O operador, em *Logiquês*, relacionado à operação de conjunção é representado pela letra "∧", e normalmente se lê **e**. Por exemplo, $P : p \land q$ é lida como "*p e q*". O principal significado da operação de *conjunção* é o de *verdades simultâneas*; e isto dada a sua definição, como descrito a seguir.

Uma proposição composta, formada pela *conjunção* de pelo menos duas outras proposições (simples ou compostas) é *verdadeira* **apenas** quando **todas** as proposições que a compõem forem **simultaneamente** *verdadeiras*. Por outro lado, com pelo menos uma (das que a compõem) *falsa*, a proposição composta é falsa.

Exemplo 4.1. A proposição P_2, descrita anteriormente (página 53), "Paris é a capital da França *e* Brasília é a capital do Brasil".

Vimos que $V(P_2) = V$ pois, efetivamente, **tanto** Paris é a capital da França **quanto** Brasília é a capital do Brasil); isto é, p e q são *ambas* verdadeiras.

Em outros termos, considerando

- p : Paris é a capital da França.

- q : Brasília é a capital do Brasil.

tem-se que $P_2 : p \land q$. Além disso, $V(p) = V$ bem como $V(q) = V$; logo $V(P_2) = V(p \land q) = V$.

Exemplo 4.2. A proposição Q, "O México é um país da América Latina *que* se situa na América do Norte."

A palavra *que*[4] completa a informação sobre o México, um país que possui estas duas características *simultaneamente*: pertence à América Latina **e** se situa na América do Norte. Em *Logiquês*, considerando

- p : O México é um país da América Latina.

- q : O México se situa na América do Norte.

tem-se que $Q : p \land q$. Além disso, $V(p) = V$ bem como $V(q) = V$; logo $V(Q) = V(p \land q) = V$.

Exemplo 4.3. Considerando a proposição $R : p \land \sim q$ em que p e q são as mesmas proposições simples do Exemplo 4.2, sua leitura soletrada é "*p e não q*". No entanto, R pode ser lida como "O México

---

[4] Um conjunção subordinada, utilizada para compor orações subordinadas adjetivas (explicativas ou restritivas).

56 *Introdução à Gramática da Linguagem Matemática*

é um país da América Latina, *mas não* se situa na América do Norte.". Uma outra leitura possível é "O México é um país da América Latina *que não* se situa na América do Norte.". Observe que a leitura interpretada não necessariamente utiliza a leitura do operador "∧" como "*e*".

O valor lógico de R é *falsidade*, tendo em vista que, como q é verdadeira, $\sim q$ é falsa. Consequentemente, embora p seja verdadeira, não há mais a verdade simultânea das proposições que compõem R, a saber, a proposição simples p e a composta $\sim q$. A propósito, há duas notações funcionais possíveis para R:

a) $R(p,q) : p \wedge \sim q$

b) $R(p,Q) : p \wedge Q$, $Q(q) : \sim q$

É interessante notar que, assim como a leitura interpretada pode ser feita utilizando outras palavras, além da "*e*", frases em linguagem natural, contendo palavras que caracterizam *simultaneidade* ("e", "tanto...quanto", "bem como", "assim como", "mas também", "mas ainda", "não... nem"), *restrição* ("que", "que não"), entre outras, são traduzidas em *Logiquês* pela *conjunção de proposições*.

Vale ressaltar que a conjunção é uma operação *binária*. São as propriedades *comutativa* e *associativa* da conjunção que nos permitem tratar vários operandos, na análise precedente.

4.2.3 Disjunção

Em *Logiquês*, o operador relacionado à operação de disjunção é representado pela letra "∨", e normalmente se lê **ou** ($P : p \vee q$ é lida "*p ou q*"). A operação de *disjunção* indica *alternativas*; seu principal significado é o de que *pelo menos uma* das alternativas possa ser satisfeita (isto é, seja *verdadeira*).

Exemplo 4.4. A proposição $P(p,q) : p \vee \sim q$, onde

- p : Paris é a capital de França.

- q : México se situa na América do Norte.

possui valor lógico verdade.

De fato, $V(p) = V$; neste caso, independentemente do valor lógico de $\sim q$, $V(P) = V$, já que **uma** das duas alternativas (no caso, p) é verdadeira.

À propósito, a leitura de P é "Paris é a capital de França **ou** México **não** se situa na América do Norte.".

Exemplo 4.5. A proposição Q :"Buenos Aires **ou** Santiago é a capital do Brasil." é uma proposição *falsa*, tendo em vista que a capital do Brasil **não** é Buenos Aires **nem** Santiago.

Em *Logiquês*, considerando

- p : Buenos Aires é a capital do Brasil.

- q : Santiago é a capital do Brasil.

tem-se que o valor lógico de $Q : p \vee q$ é falsidade (isto é, $V(Q) = F$, ou $V(p \vee q) = F$), tendo em vista que $V(p) = V(q) = F$.

Vale ressaltar que, assim como a conjunção, a disjunção também é uma operação *binária*, que possui as propriedades *comutativa* e *associativa*. Desta forma, é possível analisá-la com vários operandos.

Observe, entretanto, que há alternativas que podem ocorrer simultaneamente, e outras não. Por exemplo, quando se diz "6 é um número par *ou* 6 é um múltiplo de 3", estas alternativas ocorrem simultaneamente uma vez que há números pares que são múltiplos de 3. Por outro lado, ao dizer "Paulo é alagoano *ou* gaúcho.", sabe-se que *no máximo* uma das alternativas pode ser verdadeira, tendo em vista que não se pode ser alagoano e gaúcho ao mesmo tempo. Para distinguir estes dois tipos de alternativas, o primeiro caso é dito *disjunção inclusiva* (ou simplesmente *disjunção*), enquanto que o segundo caso é denominado *disjunção* **exclusiva**.

Disjunção exclusiva

A *disjunção exclusiva* é um caso especial da disjunção, em que as alternativas se excluem (como bem diz seu nome). Desta forma, uma proposição composta pela *disjunção exclusiva* de **duas** proposições (simples ou compostas) é *verdadeira* quando **apenas** uma delas o for.

Vale notar que, para diferenciar uma disjunção (inclusiva) de uma disjunção exclusiva, em *Logiquês*, esta última é representada por uma palavra formada pelo acréscimo do infrafixo "–" ao operador da disjunção (isto é, por "$\veebar$"). Assim, uma proposição $P : p \veebar q$ (lida normalmente como **ou** p **ou** q) é *verdadeira* **apenas** quando o valor lógico de p for *diferente* do de q. De fato,

- se p e q forem ambas *verdadeiras*, P não satisfaz o critério de *exclusividade*, sendo P então *falsa*;

- se p e q forem ambas *falsas*, P é falsa (assim como na disjunção), tendo em visa que nenhuma das alternativas foi satisfeita.

Dada a ideia de alternativa <u>exclusiva</u>, uma outra leitura (interpretada) possível é "uma ou outra, mas não as duas juntas".

É interessante notar ainda que, por ser antes de tudo, uma disjunção, a disjunção exclusiva também possui as propriedades *comutativa* e *associativa*. No entanto, no caso de serem consideradas alternativas entre mais de duas proposições (simples ou compostas), elas devem ser excludentes *aos pares*.

4.2.4 Condicional

A operação *condicional* permite estabelecer uma condição entre a primeira proposição citada e a segunda (sejam elas simples ou compostas). Ela indica, portanto, uma dependência entre as proposi-

58 *Introdução à Gramática da Linguagem Matemática*

ções. Em *Logiquês*, a operação condicional é representada por "→"; e $p \to q$ é lida normalmente como *se p, então q*. Além disso, q é dita um *consequente* da condicional, e p seu *antecedente*.

Desta forma, uma condicional $P : p \to q$ será *falsa* **apenas** quando a condição **não** for satisfeita; isto é, dada a veracidade da primeira proposição (p), **não** se verificar a veracidade da segunda (q). Nos demais casos, considera-se a proposição P *verdadeira*. De fato,

- com p e q *verdadeiras*, a condição estabelecida é satisfeita. Logo P é verdadeira;

- com p *falsa*, não há condição a satisfazer; assim, qualquer que seja o valor lógico de q, a proposição P assume o valor lógico verdade;

- com q *verdadeira*, qualquer que seja o valor lógico de p, a proposição P é verdadeira, tendo em vista que não há, neste caso, possibilidade de a condição estabelecida não ser satisfeita.

Desta forma, em uma condicional $P : p \to q$, quando identificada como verdadeira (um teorema, por exemplo),

- é *suficiente* identificar a veracidade da proposição p (isto é, $V(p) = V$) para garantir a veracidade de q (caso contrário, P seria falsa).

  Por outro lado,

- para que p seja *verdadeira*, é *necessário* que q também o seja (caso contrário, P seria falsa)

Assim, diz-se que p é *condição suficiente* para q; enquanto que q é *condição necessária* para p. Por exemplo, a sentença "Se chover, então a rua fica molhada.". É *suficiente* perceber que está chovendo, para que se saiba que a rua está molhada; mas não necessário (basta que, em um dia de sol, haja um bueiro estourado na rua).

Por outro lado, não pode estar chovendo sem que a rua esteja molhada; é *necessário* que a rua esteja molhada quando está chovendo.

Do que foi dito sobre a condicional, pode-se observar que há duas *alternativas* que podem indicar que ela é verdadeira:

i) seu *antecedente* é *falso*, independentemente do valor lógico de seu consequente;

ii) seu *consequente* é *verdadeiro*, independentemente do valor lógico de seu antecedente.

Assim, representando a condicional por $p \to q$, estas duas *alternativas* podem ser escritas, em linguagem matemática, na forma $\sim p \vee q$. Em outros termos, $p \to q$ *equivale* a $\sim p \vee q$.

4.2.5 Bicondicional

A operação *bicondicional* permite estabelecer uma interdependência entre **duas** proposições. Em outros termos, elas devem ter o mesmo valor lógico. Assim, uma bicondicional $P(p, q)$ é *verdadeira* *apenas* quando $V(p) = V(q)$. Ela pode ser vista como uma "conjunção de condicionais"; seu operador, em *Logiquês*, ("$\leftrightarrow$") indica isto. Uma bicondicional é então expressa por $P : p \leftrightarrow q$ e é normalmente lida como "p se, e somente se, q".

Por exemplo, como visto na subseção anterior, não há interdependência entre p : "Chover" e q : "A rua ficar molhada.". Se fosse o caso, poderíamos dizer: "A rua **só** fica molhada **quando** chove.", o que **não** é verdade. Em *Logiquês*, esta sentença é descrita por $p \leftrightarrow q$, e pode haver casos em que p seja verdadeira e q não. A proposição P, nestes casos, é então *falsa* (isto é, $V(P) = F$).

Do que foi dito sobre a bicondicional, podem ser feitas duas observações:

1. A bicondicional podendo ser vista como uma "conjunção de condicionais" significa dizer que $P : p \leftrightarrow q$ é equivalente a $Q : (p \to q) \land (q \to p)$. Em outros termos, P e Q têm o mesmo significado e, portanto, têm sempre o mesmo valor lógico, independentemente do valor lógico de p e q.

   De fato,

   a) quando p e q são ambas *verdadeiras*,

      a.i) a bicondicional P é *verdadeira*, dado que as proposições que a compõem possuem o mesmo valor lógico;

      a.ii) cada condicional em Q é *verdadeira*, pois o consequente de cada uma também o é; logo, a conjunção Q também é verdadeira.

   b) quando p e q são ambas *falsas*,

      b.i) a bicondicional P é *verdadeira*, dado que as proposições que a compõem possuem o mesmo valor lógico;

      b.ii) cada condicional em Q é *verdadeira*, pois o antecedente de cada uma também é falso; logo, a conjunção Q também é verdadeira.

   c) quando p e q possuem valores diferentes (não importa qual é o valor de cada uma),

      c.i) a bicondicional P é *falsa*, dado que as proposições que a compõem possuem valores lógicos diferentes;

      c.ii) uma das condicionais de Q é *falsa*, tendo em vista que ora é p verdadeira e, claro, q é falsa (e, neste caso $p \to q$ é a condicional falsa); ora é p falsa e, claro, q é verdadeira (e, neste caso $q \to p$ é a condicional falsa). Com pelo menos uma das proposições que compõem Q (uma conjunção) sendo falsa, Q é uma proposição falsa.

Assim, diz-se que em uma bicondicional $p \leftrightarrow q$, p **é condição necessária e suficiente para** q, bem como q **é condição necessária e suficiente para** p.

60 *Introdução à Gramática da Linguagem Matemática*

2. A bicondicional $P : p \leftrightarrow q$ corresponde à negação da disjunção exclusiva $Q : p \veebar q$. Em outros termos, P e $\sim Q$ têm o mesmo valor lógico, independentemente do valor lógico de p e q.

De fato,

a) uma bicondicional $P : p \leftrightarrow q$ é *verdadeira* quando as duas proposições que a compõem, p e q, possuírem o mesmo valor lógico; mas, este é justamente o caso em que uma disjunção exclusiva $Q : p \veebar q$ é *falsa*. Por outro lado, com Q falsa, $\sim Q :\sim(p \veebar q)$ é verdadeira. Assim, neste caso, $V(P) = V(\sim Q) = V$;

b) uma bicondicional $P : p \leftrightarrow q$ é *falsa* quando as duas proposições que a compõem, p e q, possuírem valores lógicos diferentes; mas, este é justamente o caso em que uma disjunção exclusiva $Q : p \veebar q$ é *verdadeira*. Por outro lado, com Q verdadeira, $\sim Q :\sim(p \veebar q)$ é falsa. Assim, neste caso, $V(P) = V(\sim Q) = F$.

Assim,

- $p \leftrightarrow q$ é equivalente a $(p \to q) \wedge (q \to p)$;

- $p \leftrightarrow q$ é equivalente a $\sim(p \veebar q)$;

Vale ressaltar que o valor lógico de uma proposição composta depende unicamente dos valores lógicos das proposições simples que a compõem e das definições das operações. Assim, em uma proposição lógica composta *verdadeira*, não necessariamente existe alguma relação, ou associação, entre as proposições simples que a formam.

Exemplo 4.6.

P : "se o mês de março tem 31 dias, então 6 é um número natural par".

P é uma condicional entre p e q, onde

a) p : "o mês de março tem 31 dias."

b) q : "6 é um número natural par."

Tendo em vista que $V(q) = V$, a condicional P é verdadeira. E, claramente, não há relação alguma entre o número de dias de um mês e a paridade de um número natural!

4.3   Negação de uma proposição composta

Uma das maneiras de identificar (interpretando) a negação de uma proposição lógica composta é expressar os casos em que ela é falsa. Isto significa determinar os casos em que ela **não** "ocorre" (ou seja, quando ela **não** é verdadeira). Segue então a negação de proposições formadas apenas por proposições simples e uma das operações:

1. **negação da conjunção**: pela sua definição, uma conjunção é *falsa* quando *pelo menos uma* das proposições que a compõem é falsa; em outros termos, há duas alternativas para ela ser falsa. Mas, em *Logiquês*, alternativas são descritas pela operação de disjunção. Sendo assim,
$$\sim(p \wedge q) \text{ é equivalente a } \sim p \vee \sim q.$$

2. **negação da disjunção**: pela sua definição, uma disjunção é *verdadeira* quando *pelo menos uma* das proposições que a compõem é verdadeira; logo, uma disjunção é falsa quando *nenhuma das proposições que a compõem for verdadeira* ou, equivalentemente, as duas forem *simultaneamente* falsas. Mas, em *Logiquês*, ocorrências simultâneas são descritas pela operação de conjunção. Sendo assim,
$$\sim(p \vee q) \text{ é equivalente a } \sim p \wedge \sim q.$$

3. **negação da condicional**: pela sua definição, uma condicional é *falsa* quando seu antecedente for verdadeiro e seu consequente for falso; em *Logiquês*,
$$\sim(p \to q) \text{ é equivalente a } p \wedge \sim q.$$

4. **negação da bicondicional**: pela sua definição, uma bicondicional é *verdadeira* quando os respectivos valores lógicos das proposições que a compõem são iguais (isto é, quando ocorrem simultâneamente ou quando nenhuma ocorre); logo ela é falsa quando uma "ocorre" e a outra "não". Há duas maneiras (alternativas) de isso acontecer, que, em *Logiquês*, é expresso na forma
$$(p \wedge \sim q) \vee (q \wedge \sim p).$$

Sendo assim,
$$\sim(p \leftrightarrow q) \text{ é equivalente a } (p \wedge \sim q) \vee (q \wedge \sim p).$$

4.4 Pontuação

Em *Logiquês*, assim como em *Aritmetiquês*, é definida uma prioridade sobre as operações lógicas. A prioridade das operações lógicas obedece a seguinte ordem[5]:

1. negação,

2. conjunção e disjunção, em mesmo nível de prioridade;

3. condicional;

4. bicondicional.

Seguem alguns exemplos:

1. $P_1 : p \leftrightarrow q \vee r$; por a bicondicional ser a de última prioridade, "p" e "$q \vee r$" são, na verdade, seus operandos. Assim, P_1 é uma bicondicional entre "p" e "a disjunção entre q e r";

---

[5] Alguns autores (como [1]) consideram esta ordem como "da mais *fraca* para a mais *forte*"; isto porque a "mais forte" é quem determina a natureza da proposição ([1], página 38), como em uma leitura interpretada.

62 *Introdução à Gramática da Linguagem Matemática*

2. $P_2 : p \rightarrow q \leftrightarrow r \vee s$; novamente, por a bicondicional ser a de última prioridade, "$p \rightarrow q$" e "$r \vee s$" são, na verdade, seus operandos. Assim, P_2 é uma bicondicional entre a condicional, de antecedente p e consequente q, e a disjunção entre r e s;

3. $P_3 : \sim p \vee q$ é uma disjunção entre a negação de p, e q;

Com o uso da pontuação, é possível alterar as prioridades pré-definidas. Por exemplo:

1. $P_1' : (p \leftrightarrow q) \vee r$ é uma disjunção entre a bicondicional entre p e q, e a proposição simples r;

2. $P_2' : p \rightarrow (q \leftrightarrow r \vee s)$; dada a pontuação, esta é uma condicional. Em seu segundo operando, tendo em vista que, com relação à disjunção, a bicondicional é a de última prioridade, este corresponde a uma "bicondicional entre q, e a disjunção entre r e s". Assim, P_2' é uma condicional de antecedente p e consequente "a bicondicional entre q, e a disjunção entre r e s";

3. $P_2'' : (p \rightarrow q \leftrightarrow r) \vee s$; dada a pontuação, esta é uma disjunção. Em seu primeiro operando, tendo em vista que, com relação à condicional, a bicondicional é a de última prioridade, este corresponde a uma "bicondicional entre a condicional (de antecedente p e consequente q) e r". Assim, P_2'' é uma disjunção entre a bicondicional entre, a condicional (de antecedente p e consequente q) e r, e a proposição simples s;

4. $P_3' : \sim(p \vee q)$ é a negação da disjunção entre p e q.

Além disso, a pontuação é também utilizada para eliminar o problema da indefinição (ou ambiguidade) de algumas proposições. Por exemplo

1. $P_4 : p \vee q \wedge r$ é uma proposição não bem definida, tendo em vista que entre uma conjunção e uma disjunção não há prioridade.

    Para bem defini-la (ou eliminar sua ambiguidade), é utilizada a pontuação, que permite melhor identificar os operandos de cada operação; há as seguintes alternativas de pontuação:

    a) $P_4' : p \vee (q \wedge r)$, que a define como uma disjunção entre p e a conjunção de q e r;

    b) $P_4'' : (p \vee q) \wedge r$, que a define como uma conjunção da disjunção entre p e q, com a proposição simples r.

2. $P_5 : p \rightarrow q \rightarrow r$ é uma proposição não bem definida, tendo em vista que a condicional *não* é associativa; operações binárias *não associativas* necessitam de pontuação para evitar ambiguidades (página 14). Desta forma,

    a) $P_5' : p \rightarrow (q \rightarrow r)$ é uma condicional entre a proposição p, e a condicional entre q e r;

    b) $P_5'' : (p \rightarrow q) \rightarrow r$ é uma condicional entre, a condicional entre p e q, e a proposição r.

4.5 Tautologia e contradição

Uma *tautologia* é uma proposição composta que possui valor lógico **sempre** *verdadeiro*. Em contrapartida, uma *contradição* é uma proposição composta que possui valor lógico **sempre** *falso*. Desta forma, uma tautologia é negação de uma contradição (e vice-versa). Uma tautologia é normalmente identificada por t, enquanto que uma contradição é identificada por c.

Exemplo 4.7.

1. $P_1 : p \leftrightarrow p$. Ora, claramente, o valor lógico de p é sempre o mesmo valor lógico de p. Sendo assim, $p \leftrightarrow p$ é sempre verdadeira, sendo portanto uma tautologia;

2. $P_2 : p \vee \sim p$. Ora, para uma disjunção ser verdadeira, é necessário que pelo menos uma entre as proposições que a formam seja verdadeira. E, de fato, uma entre p e $\sim p$ é verdadeira, tendo em vista que uma é a negação da outra, e vale o princípio do terceiro excluído. Desta forma, $p \vee \sim p$ é sempre verdadeira, sendo portanto uma tautologia;

3. $P_3 : p \leftrightarrow \sim p$. Ora, claramente, o valor lógico de p é sempre o *oposto* do valor lógico de $\sim p$. Sendo assim, $p \leftrightarrow \sim p$ é sempre falsa, sendo portanto uma contradição;

4. $P_4 : p \wedge \sim p$. Ora, para uma conjunção ser falsa, basta que pelo menos uma entre as proposições que a formam seja falsa. E, de fato, uma entre p e $\sim p$ é falsa, tendo em vista que uma é a negação da outra, e vale o princípio do terceiro excluído. Desta forma, $p \wedge \sim p$ é sempre falsa, sendo portanto uma contradição.

4.6 Relação entre proposições lógicas

É interessante observar que certas operações sobre elementos de um conjunto permitem a "criação" de um outro elemento do conjunto considerado[6]. Por exemplo, em *Algebrês*, a adição de dois números naturais resulta em um número natural.

Por outro lado, ao comparar dois elementos de um conjunto, tem-se uma *relação* entre estes elementos. Por exemplo, um valor é igual a (menor do que, ou maior do que) outro, em *Algebrês*; uma figura pode ser congruente (semelhante, ou igual) a outra, em *Geometriquês*.

Em *Logiquês*, há duas relações entre proposições: a *implicação* e a *equivalência*.

4.6.1 Implicação lógica

A relação de *implicação lógica* (ou simplesmente *implicação*) entre duas proposições P e Q, quando existe, indica que é possível *garantir* o valor lógico *verdade* de Q **sempre** que se verifica o valor lógico *verdade* de P. Entretanto, quando P é *falsa*, nada se pode garantir sobre o valor lógico de Q.

---

[6]Quando isto não ocorre, diz-se que a operação *não é fechada* no conjunto. Por exemplo, a *diferença* entre dois números naturais, nem sempre é um número natural; diz-se então que a *subtração não é uma operação fechada* em $\mathbb{N}$.

64 *Introdução à Gramática da Linguagem Matemática*

Em outros termos, para dizer que P *implica logicamente* Q (ou simplesmente P *implica* Q), basta verificar que **sempre** que $V(P) = V$, o valor lógico de Q é **igualmente** verdade. Em linguagem matemática, se escreve $P \Rightarrow Q$.

Exemplo 4.8.

a) $P : p \wedge q$ e $Q : p$

Ora, P, uma conjunção, é verdadeira quando ambas p e q o forem; e, neste caso, Q também é verdadeira (já que p o é).

Assim, sempre que P for verdadeira, Q também o é; logo $P \Rightarrow Q$ ou, em outros termos, $p \wedge q \Rightarrow p$.

b) $(p \vee q) \wedge \sim q \Rightarrow p$

De fato, denominando $P : (p \vee q) \wedge \sim q$, tem-se que P, uma conjunção, é verdadeira quando ambas, $p \vee q$ e $\sim q$, o forem; e, neste caso, q é falsa. Sendo assim, $p \vee q$ será verdadeira **apenas** quando p for verdadeira.

Em outros termos, **sempre** que $(p \vee q) \wedge \sim q$ for verdadeira, tem-se que é **certo** que p também o é; logo $(p \vee q) \wedge \sim q \Rightarrow p$.

4.6.2 Equivalência lógica

Como dito na Seção 1.5, página 10, *equivalência* é a "qualidade daquele que é igual em valor". A relação de *equivalência lógica* (ou simplesmente *equivalência*) entre duas proposições, quando existe, indica que elas possuem **sempre** o mesmo valor lógico, independentemente do valor lógico das proposições simples que as formam. Em linguagem matemática, se escreve $P \Leftrightarrow Q$.

Exemplo 4.9.

a) $\sim(\sim p) \Leftrightarrow p$

De fato, denominando $Q : \sim p$, tem-se que $P : \sim(\sim p)$ pode ser reescrita como $P : \sim Q$.

Ora, uma proposição, resultante de uma operação de negação de uma outra, possui o valor lógico oposto ao da proposição original. Assim,

i) com $V(p) = V$, tem-se que $V(Q) = F$ e, consequentemente, $V(P) = V$;

ii) com $V(p) = F$, tem-se que $V(Q) = V$ e, consequentemente, $V(P) = F$.

Logo, $V(p) = V(\sim(\sim p))$ em qualquer caso.

b) $p \rightarrow p \wedge q \Leftrightarrow p \rightarrow q$

De fato, denominando $P : p \rightarrow p \wedge q$ e $Q : p \rightarrow q$, tem-se que:

i) com $V(p) = F$, as duas condicionais P e Q são verdadeiras, pois possuem antecedentes (p) falso;

ii) com $V(p) = V$

ii.1) o valor lógico de $p \rightarrow q$ depende do valor lógico de q; isto é, com q falsa, $V(p \rightarrow q) = F$. Por outro lado, com q verdadeira, $V(p \rightarrow q) = V$, independentemente do valor lógico de p.

Do mesmo modo,

i.2) o valor lógico de $p \rightarrow p \wedge q$ depende do valor lógico de q; isto é, com q falsa, $V(p \wedge q) = F$ e, consequentemente, $V(p \rightarrow p \wedge q) = F$. Por outro lado, com q verdadeira, $V(p \wedge q) = V$ e, consequentemente, $V(p \rightarrow p \wedge q) = V$.

Logo, $V(p \rightarrow p \wedge q) = V(p \rightarrow q)$ em qualquer caso.

c) $p \rightarrow q \Leftrightarrow \sim p \vee q$.

De fato, como visto na página 58, são as alternativas descritas em $\sim p \vee q$ que indicam que a condicional $p \rightarrow q$ é verdadeira.

Além disso,

i) com $V(p) = V$, tem-se que:

i.1) o valor lógico de $p \rightarrow q$ depende do valor lógico de q; isto é, com q falsa, $V(p \rightarrow q) = F$. Por outro lado, com q verdadeira, $V(p \rightarrow q) = V$, independentemente do valor do valor lógico de p.

Do mesmo modo,

i.2) o valor lógico de $\sim p \vee q$ depende do valor lógico de q; isto é, com q falsa, $V(\sim p \vee q) = F$, já que $\sim p$ também é falsa. Por outro lado, com q verdadeira, $V(\sim p \vee q) = V$, independentemente do valor lógico de $\sim p$ e, consequentemente, de p.

ii) com $V(p) = F$, tem-se que:

ii.1) $V(p \rightarrow q) = V$, independentemente do valor lógico de p.

Do mesmo modo,

ii.2) $V(\sim p) = V$ e, consequentemente, $V(\sim p \vee q) = V$, independentemente do valor do valor lógico de p.

66 *Introdução à Gramática da Linguagem Matemática*

Logo, $V(p \to q) = V(\sim p \vee q)$ em qualquer caso.

4.6.3 Tautologia e relações entre proposições lógicas

Observe que há uma analogia entre a definição da *relação* de implicação e a da *operação* condicional. De fato, a relação $P \Rightarrow Q$, quando existe, indica que **sempre** que P for verdadeira, Q também o é. Ora, neste caso, a proposição $R : P \to Q$ (uma condicional entre P e Q) **jamais** será falsa (dada a sua definição), sendo portanto **sempre** verdadeira; logo R é uma *tautologia*.

Do mesmo modo, há uma analogia entre a definição da *relação* de equivalência e a da *operação* bicondicional. De fato, duas proposições P e Q equivalentes possuem **sempre** o mesmo valor lógico. Ora, neste caso, a proposição $R : P \Leftrightarrow Q$ (uma bicondicional entre P e Q) **jamais** será falsa (dada a sua definição), sendo portanto **sempre** verdadeira; logo R é uma *tautologia*.

Em resumo,

a) a **relação** $P \Rightarrow Q$ indica que a proposição resultante da **operação** $P \to Q$ é uma tautologia; assim como

b) a **relação** $P \Leftrightarrow Q$ indica que a proposição resultante da **operação** $P \leftrightarrow Q$ é uma tautologia;

Um dos erros **gramaticais** mais comuns é o de confundir as palavras, em *Logiquês*, que representam estas relações e respectivas operações associadas. Em outros termos,

a) $P \Rightarrow Q$ deve ser lida como " 'pê' **implica** 'quê' " e representa uma relação entre P e Q; enquanto que $P \to Q$, que deve ser lida como "a **condicional** entre 'pê' e 'quê' " é um identificador de uma proposição lógica composta por P e Q;

b) $P \Leftrightarrow Q$ deve ser lida como " 'pê' **equivale a** 'quê' " e representa uma relação entre P e Q; enquanto que $P \leftrightarrow Q$, que deve ser lida como "a **bicondicional** entre 'pê' e 'quê' " é um identificador de uma proposição lógica composta por P e Q.

4.7 Quantificador Universal e Quantificador Existencial

Quantificador é uma classe gramatical do dialeto *Logiquês*, cujo objetivo é, como o próprio nome indica, *"quantificar"* os elementos de um determinado conjunto, que possuem uma certa propriedade. Esta classe possui duas subclasses: *universal* e *existencial*.

1. **quantificador universal** ("$\forall$"): este quantificador indica que **todos** os elementos de um conjunto possuem a propriedade descrita logo em seguida. Por exemplo,

a) $\forall\, m \in \mathbb{N}^*, m > 0$; efetivamente, **todo** número natural, não nulo, é positivo.

b) $\forall\, x \in \mathbb{R}, x \times 1 = x$; esta frase corresponde à propriedade do *elemento neutro* da multiplicação, que diz que "o produto de **qualquer** número real por 1 corresponde ao próprio número".

2. **quantificador existencial** ("$\exists$"): este quantificador indica que **pelo menos um** dos elementos de um conjunto possui a propriedade descrita logo em seguida. Por exemplo,

a) $\exists\, n \in \mathbb{Z} \mid n^2 = 9$; efetivamente, 9 corresponde ao quadrado de *pelo menos um* número *inteiro*, visto que $3^2 = 9$, assim como $(-3)^2 = 9$;

b) $\exists\, m \in \mathbb{N} \mid \sqrt{m} = \frac{m}{2}$; de fato, 0 e 4 são dois números naturais (vide página **??**) cuja raiz quadrada corresponde a sua metade.

Por vezes, é necessário indicar a existência de **apenas <u>um</u>** elemento em um conjunto que possui a propriedade descrita logo em seguida. A unicidade é indicada, em linguagem matemática, pelo acréscimo do sufixo "!" à palavra $\exists$; isto é, $\exists!$ significa "existe um único". Por exemplo,

a) $\exists!\, n \in \mathbb{N} \mid n^2 = 9$; efetivamente, 3 é **o único** número *natural*, cujo quadrado é igual a 9;

b) $\exists!\, m \in \mathbb{N} \mid m - 1 \notin \mathbb{N}$; de fato, 0 é o único natural que não possui antecessor no conjunto dos números naturais.

Estes dois quantificadores podem aparecer em uma mesma expressão matemática.

Exemplo 4.10.

1. $\forall\, a, b \in \mathbb{R}, a > b, \exists!\, c > 0 \mid a = b + c$; efetivamente, se a é *maior do que* b, então c é justamente o que *falta* a b para chegar a a (em outros termos, c corresponde à diferença entre a e b; isto é, $c = a - b$);

2. $\forall\, a \in \mathbb{R}^*, \exists!\, b \in \mathbb{R}^* \mid a \times b = 1$; efetivamente, todo número real *não nulo* possui um único elemento inverso;

3. $\exists\, b \in \mathbb{Z} \mid \forall\, a \in \mathbb{Z}, \frac{a}{b} \in \mathbb{Z}$; efetivamente, a divisão de qualquer número inteiro por 1 resulta no próprio número; enquanto que a divisão de qualquer número inteiro por -1 (o simétrico de 1) resulta em seu simétrico.

Negação dos quantificadores

A fim de evitar qualquer memorização, *sem sentido*, da negação dos quantificadores, são analisadas algumas frases em português; posteriormente, são consideradas as negações de expressões matemáticas, contendo os quantificadores.

1. "Em *todo* país da América do Sul, se fala espanhol.".

68 *Introdução à Gramática da Linguagem Matemática*

Isto *não é verdade*; *existe pelo menos um* país (o Brasil, por exemplo) em que não se fala espanhol. Há outros; mas, basta indicar a existência de pelo menos um, para "contradizer", "negar" a expressão;

2. "Há mamíferos que não bebem leite.".

Isto *não é verdade*; *todos* os mamíferos tomam leite (senão, não seriam "mamíferos"...).

Assim,

- para negar uma afirmação que indica uma característica a ***todos*** os elementos de um conjunto, é necessário indicar a *existência* de *pelo menos um* elemento deste conjunto que ***não*** possua a característica citada;

por outro lado,

- para negar a existência de um elemento de um conjunto, com uma determinada característica, é necessário afirmar que ***nenhum*** a possua (ou, equivalentemente, que ***todos*** **<u>*não*</u>** a possuem).

Em linguagem matemática, representando a propriedade de um elemento pela notação funcional $p(x)$,

- $\sim(\forall\, x, p(x))$ equivale a $\exists\, x \mid\ \sim p(x)$;
- $\sim(\exists\, x \mid p(x))$ equivale a $\forall\, x, \sim p(x)$.

4.8 Exercícios

1) Traduza para a linguagem matemática as frases a seguir (identifique as proposições simples que formam cada proposição composta):

   a) Paulo é médico e joga futebol.

   b) O sapo voa, mas o gato não.

   c) Um número múltiplo de 6 é par.

   d) É necessário ter carteira de motorista para dirigir.

   e) Apenas as crianças menores de 5 anos podem se vacinar.

2) Identifique a relação existente entre P e Q, para cada um dos pares a seguir:

   a) $P : p \wedge q$ e $Q : p$

   b) $P : p$ e $Q : p \vee r$

   c) $P :\sim(p \wedge q)$ e $Q :\sim p \vee \sim q$

Capítulo 4 - O Logiquês **69**

3) Mostre que $P \not\Leftrightarrow Q$ em cada um dos casos a seguir:

   a) $P : r \vee q$ e $Q : q \wedge r$

   b) $P : r \rightarrow q$ e $Q : q \underline{\vee} r$

4) Escreva em linguagem matemática a *negação* das proposições abaixo e em seguida traduza a negação para o português (identifique as proposições simples que formam cada proposição composta):

   a) Pelo menos um entre Paulo e Carlos possui um fusca.

   b) A metade de um número par também é par.

Capítulo 5

O Geometriquês

Neste capítulo, tratamos do *Geometriquês* e de suas particularidades, especialmente do ponto de vista da Geometria Euclidiana Plana, embora, em determinados momentos, também tratemos do espaço como um todo. Abordamos ao longo das seções, algumas especificidades dos principais objetos geométricos usualmente trabalhados no ensino básico, sem, no entanto, nos preocuparmos com as definições precisas dos mesmos. Entretanto, apresentamos algumas definições básicas que nos guiarão em nossas considerações a respeito da gramática do *Geometriquês*. Consideramos, também, algumas das classes gramaticais identificadas neste dialeto (que serão apresentadas no decorrer do capítulo), bem como uma série de casos de formação de palavras, de sinonímia, de homonímia e de polissemia.

Os nomes dos objetos matemáticos em *Geometriquês* são ligeiramente diferentes dos dados no *Algebrês*. Enquanto que, por exemplo, letras maiúsculas latinas denominam, no *Algebrês*, conjuntos e matrizes, no *Geometriquês* elas indicam pontos. Por sua vez, letras latinas minúsculas usualmente indicam retas (que é um conjunto de pontos), neste dialeto. Em contrapartida, as mesmas letras latinas minúsculas denominam elementos de conjuntos, no *Algebrês*.

Em *Geometriquês*, conjuntos genéricos (isto é, aqueles cujos pontos não necessariamente possuem uma propriedade específica), são nomeados por letras cursivas maiúsculas, como $\mathcal{C}$ ou $\mathcal{F}$, por exemplo. Porém, alguns conjuntos, como retas, planos, segmentos de retas, semirretas, semiplanos, ângulos, circunferências e polígonos, possuem nomes específicos, e são apresentados no decorrer das seções deste capítulo.

Os conjuntos listados no parágrafo anterior são constituídos por pontos do espaço. Sendo assim, configura um *erro* **gramatical** dizer, por exemplo, que uma reta *pertence* a um certo plano, pois um conjunto não pertence a outro de mesma natureza. Neste caso, o correto é dizer que uma reta *está contida* em um plano. Além disso, sendo aqueles objetos (retas, planos, segmentos, etc.) conjuntos de pontos, a *igualdade* em Geometria consiste na igualdade entre os conjuntos[1] determinados por eles. Assim, por exemplo, dizemos que dois círculos são *iguais* quando eles representarem exatamente o mesmo conjunto de pontos.

Parte do estudo da Geometria é dedicada às *medidas* de determinados objetos, como segmentos de

---

[1] Diz-se que dois conjuntos são *iguais* quando eles forem constituídos exatamente pelos mesmos elementos.

reta e ângulos. Algumas delas possuem nomenclaturas específicas, que são abordadas ao longo deste capítulo. Porém, de modo geral, pode-se utilizar uma notação funcional para nomeá-las (página 9). Por exemplo, $m(AB)$ e $m(\angle AOB)$ nomeiam as medidas do segmento de reta AB e do ângulo $\angle AOB$, respectivamente. Nota-se que foi utilizada a letra $\boldsymbol{m}$, pois $m(\cdot)$ deve representar a **m**edida de algo.

Por sua vez, a *área*[2] de uma figura plana (que é um número real não negativo, associado à figura, e utilizado para mensurar a quantidade de espaço ocupada por ela no plano) também é nomeada por meio de notação funcional. Em geral, designa-se por $A(\mathcal{F})$ ou $S(\mathcal{F})$ os nomes das áreas de uma determinada figura plana $\mathcal{F}$. Também utiliza-se a letra S para designar área, pois esta também pode ser vista como uma medida da *s*uperfície da figura.

5.1 Pontos, Retas e Planos

Nesta seção, estabelecemos as noções primitivas (isto é, objetos admitidos sem definição) básicas da Geometria Euclidiana: o *ponto*, a *reta* e o *plano*. Tratamos também de alguns conceitos básicos envolvendo esses elementos, bem como de sua nomenclatura específica, e de algumas de suas propriedades geométricas e gramaticais. Apresentamos também as posições relativas entre esses objetos no espaço.

Todo *ponto* é nomeado por letras maiúsculas do alfabeto latino, usualmente A, B, C e D, e seus nomes constituem uma classe gramatical (a dos pontos) em *Geometriquês*.

Utiliza-se também com bastante frequência as letras P e Q. Em determinadas situações, evita-se utilizar a letra R para nomear pontos, uma vez que este é o nome geralmente dado ao raio (que é um número real positivo) da circunferência circunscrita a triângulos (página 119). A representação gráfica de um ponto é feita por meio de um "•", como mostra a Figura 5.1.

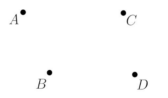

Figura 5.1: Quatro pontos A, B, C e D

Ao longo deste capítulo, sempre que escrevermos, em linguagem matemática, uma letra maiúscula latina, representamos um ponto, salvo menção contrária.

Alguns pontos especiais recebem nomes específicos. A letra M, por exemplo, geralmente designa pontos médios de segmentos, de arcos, etc. Já a letra O é usualmente empregada para nomear centros de circunferências (Seção 5.3) ou origens, em geral, como as de semirretas (Seção 5.2).

Dizemos que dois pontos são *iguais* (isto é, *coincidentes*) quando eles forem exatamente o mesmo ponto: em linguagem matemática, $A = B$ significa que A e B são iguais. Em outros termos, A e

---
[2]Para mais informações a respeito da definição de área, o leitor pode consultar [10] e [19].

B são simplesmente nomes diferentes para o mesmo ponto. Assim, neste caso, A e B são palavras sinônimas.

As denominações de *retas*, por sua vez, são feitas por letras minúsculas do alfabeto latino, usualmente r, s e t, e seus nomes constituem a classe gramatical das retas, em *Geometriquês*.

Convém ressalvar que a letra r também é comumente associada ao raio de circunferências (página 92), e o contexto deixará claro ao leitor se tal nome se refere a reta ou a raio. Nesse sentido, notamos que r é uma palavra homônima.

Caso queiramos nos referir especificamente à única reta que passa por dois pontos distintos A e B (cuja existência é garantida pelo postulado enunciado no Exemplo 5.1), a designamos pela palavra AB adicionada do suprafixo "$\longleftrightarrow$"; isto é, por $\overleftrightarrow{AB}$. A Figura 5.2 mostra a representação gráfica de duas retas.

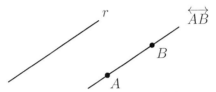

Figura 5.2: Duas retas r e $\overleftrightarrow{AB}$

Exemplo 5.1. Descrever em linguagem matemática o seguinte postulado. "Dois pontos distintos determinam uma reta."

A palavra *determinam* significa existência e unicidade de um conjunto que contenha algo. Neste caso, existe uma única reta que contém esses dois pontos distintos. Por sua vez, o sufixo "!" (página 4) adicionado à palavra $\exists$ indica unicidade. Sendo assim, pode-se traduzir o postulado acima da seguinte maneira:
$$A \neq B \;\Rightarrow\; \exists! r \mid A, B \in r.$$

Neste capítulo, sempre que escrevermos, em linguagem matemática, uma letra minúscula latina, representamos uma reta, salvo menção contrária.

Exemplo 5.2. Três pontos no plano são ditos *colineares* quando existe uma reta que os contém. Logo, para que três pontos A, B e C sejam colineares é preciso que exista uma reta r tal que A, B e C pertençam a r. Desta forma, em linguagem matemática, a expressão

$$A, B, C \mid \exists r, \; A, B, C \in r$$

significa que A, B e C são colineares. Esta definição pode ser estendida a uma família qualquer de pontos do espaço.

Por sua vez, três pontos são *não colineares* quando não existe uma reta que os contém. O sobrefixo "/" (página 4) adicionado à palavra $\exists$ nega a existência. Portanto, em linguagem matemática,

$$A, B, C \mid \nexists r, \; A, B, C \in r \tag{5.1}$$

significa que A, B e C são não colineares.

Nota-se que foi utilizada na frase (5.1) a palavra que indica a negação do quantificador existencial $\exists$. Conforme visto na Seção 4.7, página 67, a negação da existência de um objeto que possui determinada propriedade equivale a afirmar que todos os tais objetos não possuem aquela propriedade. Sendo assim, não existir uma reta contendo três pontos equivale a afirmar que toda reta não contém pelo menos um deles. Em linguagem matemática, escrevemos:

$$A, B, C \mid \forall r, \exists P \in \{A, B, C\}, P \notin r. \tag{5.2}$$

Em suma, as frases (5.1) e (5.2) são equivalentes.

Os *planos* são nomeados por letras minúsculas gregas, usualmente α, β e γ, e seus nomes constituem uma classe gramatical (a dos planos) em *Geometriquês*. Utiliza-se com frequência a letra π (por se tratar de p – de **p**lano – em grego); porém, não utilizamos aqui esta nomenclatura, visto que reservamos esta letra exclusivamente para designar o conhecido número irracional dado pela razão entre o comprimento de uma circunferência e seu diâmetro. Por sua vez, a letra θ é comumente utilizada para nomear medidas de ângulos (conforme página 88) e também não é usada, neste livro, para nomear planos. Caso estas duas letras gregas sejam utilizadas para nomear planos, elas serão palavras homônimas (não entre si, mas por possuírem significados bem diferentes, dependendo do contexto, que não têm relações diretas entre si).

Sendo assim, ao longo deste capítulo, letras minúsculas gregas (exceto π e θ) designarão, em linguagem matemática, planos no espaço, salvo menção contrária.

Figura 5.3: O plano α

Exemplo 5.3. Vejamos a descrição, em linguagem matemática, de mais um postulado em Geometria Euclidiana: "Três pontos não colineares no espaço determinam um plano." Isto significa que, dados três pontos não colineares no espaço, existe um único plano que os contém. Em linguagem matemática, escrevemos:

$$A, B, C \mid \nexists r, A, B, C \in r \;\Rightarrow\; \exists! \alpha \mid A, B, C \in \alpha.$$

Nomeamos o plano que contém esses três pontos A, B e C pelas notações sequencial (A, B, C) ou funcional $pl(A, B, C)$. Um outro nome também utilizado é o formado pela palavra ABC (obtida pela justaposição dos nomes dos pontos) adicionada do circunfixo "( )", ou seja, (ABC). Nesse sentido, as palavras (A, B, C), $pl(A, B, C)$ e (ABC) são sinônimas.

Existem outras formas de se determinar um plano no espaço, e são abordadas no Exemplo 5.4 e ao longo da Subseção 5.1.2.

Um dos principais assuntos tratados em Geometria, abordados nas próximas subseções, é a critérios dois objetos, isto é, identificar as possibilidades de posicionamento de um em relação ao outro (no plano ou no espaço, dependendo do contexto).

5.1.1 Posição relativa entre ponto e reta e entre ponto e plano

Ao tratar de um ponto e uma reta, existem duas possibilidades: ou o ponto pertence à reta, ou não pertence à reta. Em linguagem matemática, $A \in r$ e $B \notin r$ significam que A é um ponto da reta e que B não é, e representamos graficamente como na Figura 5.4.

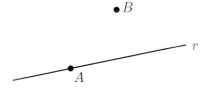

Figura 5.4: $A \in r$ e $B \notin r$

Exemplo 5.4. Traduzir a seguinte frase (que descreve uma proposição em Geometria Espacial) para a língua portuguesa.

$$A \notin r \Rightarrow \exists! \alpha \mid A \in \alpha, r \subset \alpha.$$

Essa frase indica que, sendo A um ponto não pertencente a uma reta r, existe um único plano α que contém A e r. Nota-se que, devido à existência e à unicidade de tal plano, pode-se utilizar aqui a nomenclatura de *determinação*. Desta forma, uma tradução possível seria: "Uma reta e um ponto fora dela determinam um plano.". Esse plano também é nomeado pela notação sequencial (A, r).

Em relação a um ponto e um plano no espaço, também existem duas possibilidades de posição relativa: ou o ponto pertence, ou não pertence ao plano. Em linguagem matemática, $A \in \alpha$ e $B \notin \alpha$ significam que A é um ponto do plano, e que B não é, e representamos graficamente como na Figura 5.5.

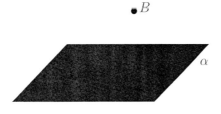

Figura 5.5: $A \in \alpha$ e $B \notin \alpha$

5.1.2 Posição relativa entre duas retas

A seguir, fazemos algumas considerações a respeito das possibilidades de posicionamento de uma reta em relação a outra, **no espaço**.

Diz-se que duas retas (assim como qualquer conjunto de pontos) são *iguais* quando formarem exatamente o mesmo conjunto, isto é, quando forem constituídas precisamente pelos mesmos pontos. Em linguagem matemática,

$$r, s \mid \{A \mid A \in r\} = \{A \mid A \in s\}$$

indica que r e s são iguais, e escreve-se $r = s$. Em outras palavras, r e s são dois nomes diferentes para a mesma reta, e neste caso, são palavras sinônimas.

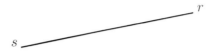

Figura 5.6: $r = s$

Por sua vez, duas retas, contidas em um mesmo plano no espaço (isto é, *coplanares*), são *paralelas* quando elas não se intersectam (isto é, forem disjuntas). Em linguagem matemática, a frase

$$r, s \mid \exists \alpha, r, s \subset \alpha, r \cap s = \emptyset,$$

indica que r e s são retas paralelas. As frases $r//s$ e $r||s$ são equivalentes, e significam que r e s são paralelas (mais precisamente, as palavras $r//s$ e $r||s$ são sinônimas).

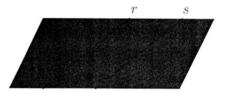

Figura 5.7: $r//s$

É possível verificar que existe um **único** plano contendo duas retas paralelas (Exercício 6a, página 131). Portanto, duas retas paralelas r e s determinam um plano no espaço, nomeado pela notação sequencial (r, s).

Nota-se que a relação de paralelismo entre retas é simétrica. Com efeito, o fato de duas retas paralelas serem coplanares e disjuntas independe da ordem em que essas retas são tomadas. Em linguagem matemática,

$$r//s \Rightarrow s//r$$

expressa a simetria do paralelismo entre retas.

Por sua vez, duas retas no espaço são *concorrentes* quando elas se intersectam em um único ponto. A relação de concorrência entre duas retas, assim como o paralelismo, também é binária e simétrica, e não existe uma nomenclatura específica, em linguagem matemática, para designá-la. Assim, em linguagem matemática, a frase

$$r, s \mid \exists A, r \cap s = \{A\}.$$

exprime que r e s são concorrentes, e dizemos que A é o *ponto de interseção* entre essas retas. Um *erro gramatical* muito comum ocorre ao escrever $r \cap s = A$. Esta frase não está correta, pois como r e s são conjuntos de pontos, sua interseção também é um conjunto de mesma natureza, ainda que formado por um único ponto.

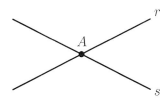

Figura 5.8: r e s concorrentes em A

Duas retas concorrentes também determinam um plano no espaço, ou seja, em linguagem matemática:

$$r, s \mid \exists A, \, r \cap s = \{A\} \;\Rightarrow\; \exists! \, \alpha \mid r, s \subset \alpha.$$

Existe ainda uma quarta possibilidade (além de iguais, paralelas e concorrentes) de critérios duas retas no espaço. Diz-se que duas retas são *reversas* quando elas forem *não coplanares* (isto é, quando não existir um plano que as contenha). Em linguagem matemática, a frase

$$r, s \mid \nexists \alpha, \, r, s \subset \alpha$$

significa que r e s são reversas. Convém observar que elas não podem se intersectar, pois se duas retas distintas no espaço possuem um ponto em comum, então são concorrentes e existe um plano que as contém, conforme observamos no parágrafo anterior. Em linguagem matemática:

$$r, s \mid \nexists \alpha, \, r, s \subset \alpha \;\Rightarrow\; r \cap s = \emptyset.$$

Pode-se ilustrar graficamente um par de retas reversas de duas maneiras. A primeira (Figura 5.9 (a)) deve ser interpretada como se s estivesse "passando por trás" de r, sem intersectá-la. A segunda (Figura 5.9 (b)) é entendida como se o plano que contém r e algum ponto A de s não contém esta segunda[3].

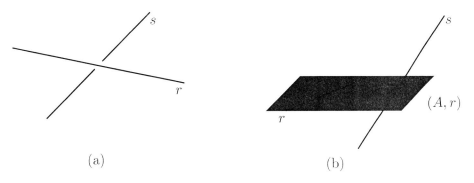

Figura 5.9: Duas representações para retas reversas

---

[3] Note que A não pertence a r, pois r e s são disjuntas (por serem reversas).

Por vezes, define-se que duas retas iguais também são paralelas, o que não consideramos neste material. Ao assumir tal convenção, o paralelismo entre retas se torna uma relação de equivalência, isto é, apresenta as propriedades de reflexividade, simetria e transitividade. Por outro lado, de acordo com a definição apresentada neste texto, duas retas paralelas são, obrigatoriamente, distintas (por serem disjuntas). Logo, nenhuma reta é paralela a si mesma, fazendo com que o paralelismo não seja reflexivo. Por sua vez, também **não** vale que

$$r//s,\ s//r \Rightarrow r//r,$$

mostrando que o paralelismo também não é transitivo.

Entretanto, *o paralelismo é "transitivo" ao considerarmos retas duas a duas distintas*. Mais precisamente, caso r, s e t sejam três retas, com r distinta de t, sendo r paralela a s, e s paralela a t, tem-se que r é paralela a t. Em linguagem matemática:

$$r \neq t,\ r//s,\ s//t \Rightarrow r//t. \tag{5.3}$$

Note que não precisamos supor aqui que r e t são distintas de s, pois já estamos supondo que elas são paralelas a s (e, logo, são distintas de s).

Uma forma equivalente de descrever (5.3), sem supor que as retas sejam duas a duas distintas, é a seguinte: r e t são iguais ou paralelas, sempre que r for paralela a s e s for paralela a t. Ou seja:

$$r//s,\ s//t \Rightarrow r = t \lor r//t.$$

Por (5.3) e pela simetria do paralelismo, conclui-se que, duas retas distintas, paralelas a uma terceira, são paralelas entre si. Tal propriedade, erroneamente chamada de transitividade (embora seja equivalente a (5.3)), se descreve em linguagem matemática por

$$r \neq t,\ r//s,\ t//s \Rightarrow r//t.$$

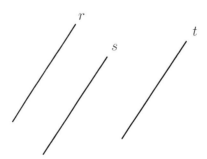

Figura 5.10: Propriedade do paralelismo entre retas

Embora a relação de paralelismo seja binária, podemos definir o que significa dizer que três ou mais retas são paralelas. Neste caso, elas são *paralelas* quando elas o forem duas a duas. Na verdade, tal definição se aplica a uma família arbitrária de retas.

A noção de concorrência, por sua vez, não apresenta reflexividade (isto pois nenhuma reta é concorrente a si mesma), e nem transitividade, e a Figura 5.11 ilustra as possíveis situações que podem ocorrer em relação a esta última. Se r é concorrente a s, e s é concorrente a t, então r e t podem ser iguais (a), paralelas (b), concorrentes (c) ou, até mesmo, reversas (d).

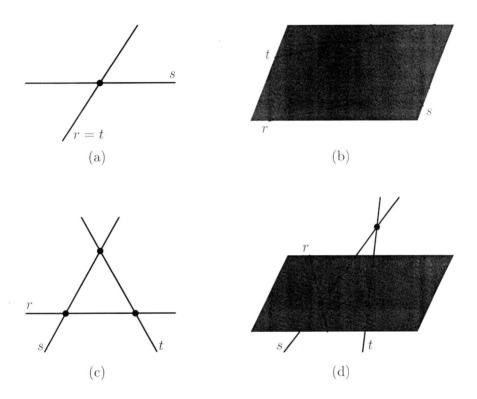

Figura 5.11: Propriedade do paralelismo entre retas

Para três ou mais retas, pode-se definir dois tipos de concorrência. Diz-se que três retas são *concorrentes duas a duas* quando a cada duas retas, elas forem concorrentes (Figura 5.12 (a)). Em linguagem matemática,

$$r, s, t \mid \exists A, B, C, r \cap s = \{A\}, s \cap t = \{B\}, r \cap t = \{C\},$$

exprime que r, s e t são concorrentes duas a duas.

Por sua vez, três retas são ditas *concorrentes* quando elas forem concorrentes duas a duas em um mesmo ponto de interseção (Figura 5.12 (b)). Em linguagem matemática,

$$r, s, t \mid \exists A, r \cap s = s \cap t = r \cap t = \{A\}, \tag{5.4}$$

significa que r, s e t são concorrentes em A.

Definições análogas podem ser dadas considerando-se uma família arbitrária de retas. Convém ainda destacar que a frase (5.4) não é equivalente a

$$r,s,t \mid \exists A, r \cap s \cap t = \{A\}. \tag{5.5}$$

De fato, se duas retas forem iguais, e uma terceira for concorrente com elas, então, para estas retas, vale (5.5), porém, (5.4) não é verificada. Porém, ao supor que as três retas são duas a duas distintas, tem-se que (5.4) e (5.5) são equivalentes.

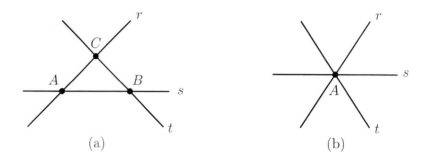

Figura 5.12: Três retas concorrentes duas a duas (a) e três retas concorrentes (b)

5.1.3 Posição relativa entre dois planos

Dois planos no espaço podem ser: iguais, paralelos ou secantes. Dizemos que dois planos (assim como qualquer conjunto de pontos) são *iguais* (ou *coincidentes*) quando eles representarem precisamente o mesmo conjunto (Figura 5.13 (a)). Em linguagem matemática,

$$\alpha, \beta \mid \{A \mid A \in \alpha\} = \{A \mid A \in \beta\}$$

indica que α e β são planos iguais, e escreve-se $\alpha = \beta$.

Por sua vez, dois planos são *paralelos* quando não possuem pontos em comum, isto é, quando forem disjuntos (Figura 5.13 (b)). Em linguagem matemática

$$\alpha, \beta \mid \alpha \cap \beta = \emptyset$$

significa que α e β são paralelos, e indicamos por $\alpha // \beta$ (ou $\alpha \parallel \beta$).

Dois planos distintos são *secantes* (ou *transversais*, ou *concorrentes*) quando possuírem pelo menos um ponto de interseção. Em linguagem matemática, a frase

$$\alpha \neq \beta \mid \exists A, A \in \alpha \cap \beta$$

expressa que os planos α e β são secantes. Um postulado da Geometria afirma que, dois planos distintos, que possuem pelo menos um ponto em comum, devem possuir pelo menos dois pontos em comum; isto é, que dois planos secantes possuem pelo menos dois pontos distintos em comum. Em linguagem matemática,

$$\alpha \neq \beta \mid \exists A, A \in \alpha \cap \beta \Rightarrow \exists B \neq A \mid B \in \alpha \cap \beta$$

descreve tal postulado. Por conseguinte, é possível provar que, nesse caso, a interseção entre dois planos secantes é uma reta (Figura 5.13 (c)). Em linguagem matemática, a frase

$$\alpha \neq \beta \mid \exists r, \alpha \cap \beta = r$$

também expressa que os planos α e β são secantes.

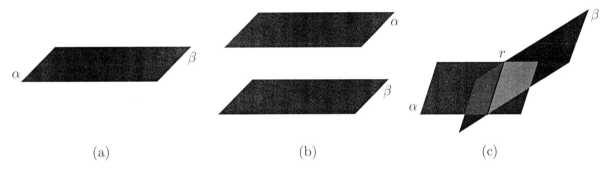

Figura 5.13: Planos iguais (a), paralelos (b) e secantes (c)

Exemplo 5.5. Na Subseção 5.1.2, tratamos a respeito da transitividade do paralelismo entre retas duas a duas distintas. O mesmo tipo de discussão pode ser realizado para planos. Dados três planos, dois a dois distintos, com um deles paralelo a um segundo, e este paralelo a um terceiro, tem-se que o primeiro é paralelo ao terceiro. Em linguagem matemática, escrevemos:

$$\alpha \neq \gamma, \alpha // \beta, \beta // \gamma \Rightarrow \alpha // \gamma.$$

Exemplo 5.6. Traduzir a seguinte propriedade de planos para a língua portuguesa.

$$(\gamma, \alpha \mid \exists r, \gamma \cap \alpha = r), \alpha // \beta \Rightarrow \exists s \mid \gamma \cap \beta = s.$$

De acordo com a descrição, tem-se que os planos γ e α são secantes, α e β são paralelos, e γ e β também são secantes. Portanto, em uma leitura interpretada, pode-se entender tal frase da seguinte maneira: "Um plano, secante a um segundo, também é secante a um plano paralelo a este segundo."

5.1.4 Posição relativa entre uma reta e um plano

Caso uma reta não intersecte um plano, dizemos que eles são *paralelos*. Em linguagem matemática,

$$r, \alpha \mid r \cap \alpha = \emptyset$$

expressa que r e α são paralelos, e escreve-se $r//\alpha$ (Figura 5.14 (a)). Por outro lado, se uma reta intersectar um plano em apenas um ponto, dizemos que ela é *secante* (ou *transversal*, ou *concorrente*) a esse plano (Figura 5.14 (b)). Não existe, em linguagem matemática, uma palavra que designe a secância. Porém, a frase

$$r, \alpha \mid \exists A, \, r \cap \alpha = \{A\}$$

indica que r é secante a α. Por fim, caso pelo menos dois pontos distintos de uma reta pertençam a um plano, tem-se que a reta está *contida* no plano, isto é, que todos os seus pontos pertencem ao plano (isto é um postulado). Nesse caso, escrevemos $r \subset \alpha$ (Figura 5.14 (c)). Além disso, tal postulado se expressa, em linguagem matemática, por

$$\exists A, B \in r \cap \alpha, \, A \neq B \implies r \subset \alpha.$$

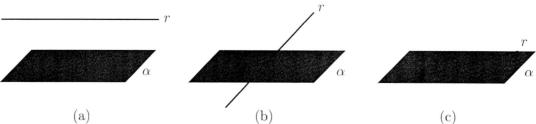

Figura 5.14: Reta paralela ao plano (a), reta secante ao plano (b) e reta contida no plano (c)

Exemplo 5.7. Consideremos a seguinte frase em linguagem matemática (que descreve uma proposição em Geometria):

$$\alpha//\beta \implies \forall r \subset \alpha, \, r//\beta.$$

Uma possível leitura interpretada desta frase (que descreve uma proposição em Geometria) seria: "Toda reta contida em um plano, que é paralelo a outro, é paralela a este segundo.".

Como o foco deste capítulo é tratar basicamente de assuntos relacionados à Geometria Euclidiana **Plana**, vamos supor que todos os objetos tomados a partir de agora (pontos, retas, segmentos, circunferências, etc.) estarão em um plano α fixado, salvo menção contrária.

5.2 Segmentos de reta, Semirretas e Ângulos

Esta seção trata a respeito de alguns objetos muitos importantes no estudo da Geometria. São eles: segmentos, semirretas e ângulos. Aborda-se também o conceito de congruência (particularmente para segmentos e ângulos) e discute-se sobre alguns dos diferentes tipos de ângulos. Ao final da seção, apresenta-se as noções de perpendicularismo e ortogonalidade de retas no espaço.

Sabemos que existe uma única reta contendo dois pontos distintos A e B no espaço. A porção da reta $\overleftrightarrow{AB}$, compreendida entre A e B, é dita o *segmento de reta* de extremos em A e B, e nomeamos por AB. Ao longo do texto, toda vez que dissermos *segmento*, estará implícito de que se trata de um segmento de reta. Ao nos referirmos à medida de AB (com respeito a uma determinada unidade de medida u fixada, que pode ser centímetros, por exemplo), adicionamos a AB o suprafixo " — ", ou seja, $\overline{AB}$ representa o comprimento do segmento AB. Conforme discussão realizada no início deste capítulo, a palavra $m(AB)$ também nomeia a medida de AB. Portanto, as palavras $\overline{AB}$ e $m(AB)$ são sinônimas.

A Figura 5.15 mostra uma representação gráfica de um segmento AB. Nota-se que ela difere da utilizada para uma reta (Figura 5.2), página 5.2 basicamente pela explicitação dos extremos do segmento.

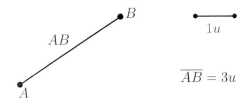

Figura 5.15: O segmento AB e sua medida $\overline{AB}$ com respeito à unidade u

Dois segmentos são *iguais* quando os conjuntos que os representam forem constituídos exatamente pelos mesmos pontos. Além disso, sendo AB e BA o mesmo segmento[4] (pois os pontos compreendidos entre A e B são precisamente os mesmos compreendidos entre B e A), tem-se que estas duas palavras são sinônimas. Em linguagem matemática, escrevemos $AB = BA$. De outra forma, dois segmentos são iguais quando possuem os mesmos extremos.

A palavra "$\equiv$" denota o operador relacional de *congruência* em *Geometriquês*, e a ideia de que dois objetos geométricos são *congruentes* é que eles possuem as mesmas medidas, o mesmo tamanho e o mesmo formato. De outro modo, dois objetos são congruentes quando eles podem ser sobrepostos, de modo que ambos coincidam perfeitamente. Este operador relacional, bem como outros apresentados ao longo deste capítulo, como o de semelhança ($\sim$), de paralelismo ($//$), de perpendicularismo ($\perp$), entre outros, constituem a classe gramatical dos operadores relacionais em *Geometriquês*, que por sua vez constituem uma subclasse gramatical da classe dos operadores em linguagem matemática.

Particularmente para segmentos, a frase $AB \equiv CD$ significa que os segmentos AB e CD são *congruentes*, ou seja, que têm mesma medida. Em outras palavras, do ponto de vista gramatical, as frases $AB \equiv CD$ e $\overline{AB} = \overline{CD}$ são equivalentes. Neste caso, porém, esses segmentos não são necessariamente iguais.

Representa-se graficamente a congruência entre segmentos com uma mesma marcação em ambos, conforme a Figura 5.16.

---

[4] Não considera-se, neste livro, os segmentos de reta *orientados*, isto é, possuindo um sentido de percurso, com uma extremidade inicial e uma final. Caso se considere a orientação dos mesmos, tais segmentos **não** seriam iguais.

84 *Introdução à Gramática da Linguagem Matemática*

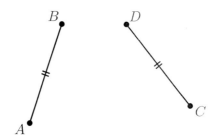

Figura 5.16: AB e CD são congruentes

Exemplo 5.8. Um ponto que divide um segmento em dois segmentos congruentes é dito o seu *ponto médio*. Em linguagem matemática, a frase

$$M \mid M \in AB\,,\ AM \equiv MB$$

descreve que M é ponto médio de AB.

Todo ponto em uma reta a divide em duas regiões. A união de cada uma delas com o conjunto constituído por aquele ponto é chamada de uma *semirreta* de *origem* em tal ponto. Além disso, a semirreta de origem O e que passa por A (sendo O e A pontos distintos), conforme a Figura 5.17, é geralmente nomeada pela palavra OA (nessa ordem) acrescida do suprafixo "$\longrightarrow$", isto é, por $\overrightarrow{OA}$[5].

Uma outra palavra também utilizada para identificar a semirreta de origem O e que passa por A é a obtida pela acréscimo do sufixo inferior OA (subpalavra obtida pela justaposição dos nomes da origem e do ponto pelo qual a semirreta passa, nessa ordem) à palavra S (de *s*emirreta), isto é, S_{OA}. Em outros termos, $\overrightarrow{OA}$ e S_{OA} são palavras sinônimas. Porém, neste livro, não adotamos esta última.

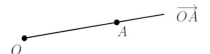

Figura 5.17: A semirreta $\overrightarrow{OA}$

Um *ângulo* é a união de duas semirretas de mesma origem. Essas semirretas são ditas *lados* do ângulo e sua origem comum é o *vértice* desse ângulo. Sendo $\overrightarrow{OA}$ e $\overrightarrow{OB}$ os lados desse ângulo (e seu vértice, o ponto O), o nomeamos pela palavra $\angle AOB$ (Figura 5.18). Em outros termos, toma-se a subpalavra AOB (que, como veremos adiante, pode representar um triângulo de vértices em A, O e B) e adiciona-se o prefixo "$\angle$". Desta forma, pode-se escrever, em linguagem matemática,

$$\angle AOB = \overrightarrow{OA} \cup \overrightarrow{OB}.$$

---

[5] A palavra $\overrightarrow{OA}$ também é a denominação para o vetor representado pelo segmento orientado OA. Portanto, a palavra $\overrightarrow{OA}$ é um termo polissêmico em *Geometriquês*. Porém, como não é usual o estudo de vetores em Geometria Euclidiana, tal palavra não apresenta ambiguidade em nosso contexto.

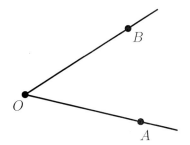

Figura 5.18: O ângulo $\angle AOB$

5.2.1 Medidas e Tipos de ângulos

Tratamos agora a respeito dos diferentes tipos de ângulos (agudos, obtusos, retos, côncavos, etc.) e de suas medidas (em graus).

O ângulo formado por duas semirretas iguais é denominado *ângulo nulo*. Em linguagem matemática,

$$\angle AOB \mid \overrightarrow{OA} = \overrightarrow{OB}$$

designa o ângulo nulo. Sendo assim, ele coincide com uma semirreta, pois, neste caso,

$$\angle AOB = \overrightarrow{OA} \cup \overrightarrow{OB} = \overrightarrow{OA}$$

devido a seus lados $\overrightarrow{OA}$ e $\overrightarrow{OB}$ serem iguais. Na verdade, um ângulo nulo pode ser nomeado por $\angle AOA$. Na Figura 5.17, o ângulo $\angle AOA$ é nulo.

Por sua vez, o ângulo formado por duas semirretas *opostas* (que são aquelas, de mesma origem, cuja união é uma reta; ver exercício 3j) é dito um ângulo *raso* (Figura 5.19). Em linguagem matemática, a frase

$$\angle AOB \mid \exists\, r,\, \overrightarrow{OA} \cup \overrightarrow{OB} = r$$

significa que o ângulo $\angle AOB$ é raso. Nota-se, portanto, que um ângulo raso coincide com uma reta, que, por sua vez, é necessariamente igual a $\overleftrightarrow{AB}$. Em suma,

$$\angle AOB \mid \overrightarrow{OA} \cup \overrightarrow{OB} = \overleftrightarrow{AB}$$

também designa o ângulo raso $\angle AOB$.

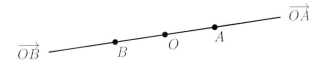

Figura 5.19: Semirretas opostas $\overrightarrow{OA}$ e $\overrightarrow{OB}$, e o ângulo raso $\angle AOB$

Para definir outros tipos de ângulos, precisa-se do conceito de conjunto convexo. Um conjunto não vazio de pontos do plano (ou do espaço) é dito *convexo* quando o segmento que liga quaisquer dois de seus pontos distintos estiver inteiramente contido nele. Caso contrário, ele é dito *não convexo* ou *côncavo*. Em linguagem matemática,

$$\mathcal{C} \neq \emptyset \mid (A, B \in \mathcal{C}, A \neq B \Rightarrow AB \subset \mathcal{C})$$

significa que o conjunto $\mathcal{C}$ é convexo. Retas, planos, segmentos e semirretas são exemplos de conjuntos convexos, e a Figura 5.20 (a) apresenta mais um caso de conjunto desse tipo.

Por sua vez, em linguagem matemática, a frase

$$\mathcal{C} \neq \emptyset \mid \exists A, B \in \mathcal{C}, A \neq B, AB \not\subset \mathcal{C}$$

indica que $\mathcal{C}$ é um conjunto não convexo, e a Figura 5.20 (b) apresenta um exemplo de conjunto desse tipo, e ilustra dois pontos distintos tais que o segmento que os liga não está inteiramente contido nele.

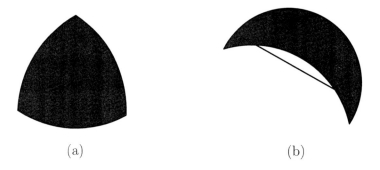

Figura 5.20: Um conjunto convexo $\mathcal{C}_1$ e um não convexo $\mathcal{C}_2$

Todo ângulo no plano (exceto o nulo e o raso) divide esse plano em duas regiões disjuntas: uma convexa, chamada de *interior* do ângulo, e outra não convexa, dita o *exterior* desse ângulo. A Figura 5.21 exemplifica tais regiões.

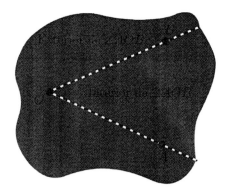

Figura 5.21: O exterior e o interior do ângulo $\angle AOB$

A união de um ângulo com seu interior é chamada de *ângulo convexo* (relativo ao ângulo original), e a união do ângulo com o seu exterior é o *ângulo não convexo* ou *ângulo côncavo* (relativo ao original).

Para representar graficamente estes dois tipos de ângulos, usamos indicações como na Figura 5.22. O nome dado a um ângulo convexo ou a um côncavo é o mesmo dado ao ângulo (isto é, um nome da forma ∠AOB), e o contexto deixa claro ao leitor a respeito de qual ângulo está se tratando.

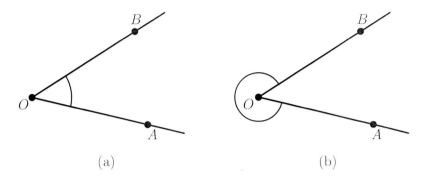

Figura 5.22: O ângulo convexo (a) e o ângulo côncavo (b) relativos ao ângulo ∠AOB

A *medida* de um ângulo, que indica um tamanho para sua abertura, é feita por meio de um instrumento denominado *transferidor* (vide [18]), e é usualmente expresso, em graus (°). Define-se a medida de um ângulo nulo como 0° (existem casos em que é mais conveniente definir sua medida por 360°; neste caso, ele é chamado de *ângulo completo* ou de *ângulo de uma volta*), e a de um ângulo raso por 180°.

A medida de um ângulo *convexo* é dada por um número real entre 0° e 180° (isto é, positivo e inferior a 180°). Por sua vez, a de um *côncavo* é definida pela diferença entre 360 e a medida do ângulo convexo associado. Portanto, a medida de um ângulo côncavo é um número entre 180° e 360° (ou seja, superior a 180° e inferior a 360°). Tais medidas são nomeadas pela palavra $A\widehat{O}B$, obtida de AOB pelo acréscimo do suprafixo "⌢" acima do vértice do ângulo ∠AOB. Por exemplo, na Figura 5.23, o ângulo convexo ∠AOB tem medida igual a 45°, isto é, tem-se $A\widehat{O}B = 45°$. Por sua vez, o ângulo côncavo ∠AOB tem medida igual a 360° − 45°; ou seja, neste caso, $A\widehat{O}B = 315°$.

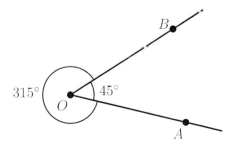

Figura 5.23: O ângulo ∠AOB e as medidas dos ângulos convexo e côncavo relativos a ele

Quando consideramos a *medida de um ângulo*, na verdade, estamos nos referindo à medida do ângulo convexo ou do côncavo associados a ele, dependendo do contexto. Porém, usualmente utilizamos a figura de linguagem elipse, e omitimos as palavras convexo ou côncavo, para não sobrecarregar a escrita. Como dificilmente tratamos de ângulos côncavos (exceto em certos ângulos internos de polígonos côncavos - conforme página 101 - ou em ângulos centrais de certos arcos de circunferência - conforme página 95), quando nos referirmos à medida de um ângulo, convencionamos tratar da medida do ângulo convexo relativo a ele, salvo menção contrária.

Utilizam-se também $\widehat{AOB}$ (palavra obtida pelo acréscimo do suprafixo "^" à palavra AOB) e $m(\angle AOB)$ (uma notação funcional) para representar a medida de um ângulo. Em outros termos, em *Geometriquês*, as palavras $A\widehat{O}B$, $\widehat{AOB}$ e $m(\angle AOB)$ são sinônimas.

Dois ângulos (assim como todo conjunto de pontos) são *iguais* quando forem exatamente o mesmo conjunto. Por exemplo, os ângulos $\angle AOB$ e $\angle BOA$ são iguais, e representamos $\angle AOB = \angle BOA$.

Por sua vez, dizemos que dois ângulos são *congruentes* quando possuem a mesma medida. Em outras palavras, $\angle AOB \equiv \angle CPD$ significa que $A\widehat{O}B = C\widehat{P}D$. Gramaticalmente, portanto, estas frases são equivalentes. Representa-se graficamente a congruência entre ângulos por uma mesma marcação em ambos. Tal marcação pode ser feita com alguns "traços" na curvatura do ângulo (Figura 5.24 (a)) ou replicando essa curvatura (Figura 5.24 (b)).

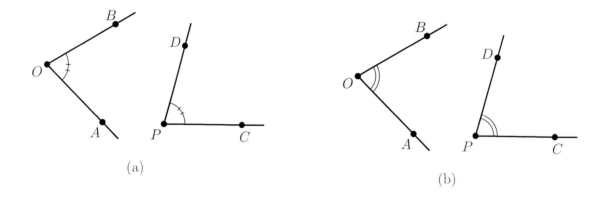

Figura 5.24: Em (a) e (b) temos dois pares de ângulos congruentes.

Quando a medida de um ângulo for uma constante desconhecida, a denotamos por uma letra grega minúscula, usualmente θ, e o contexto deixará claro se tal letra diz respeito a um plano ou à medida de um ângulo (embora dificilmente se utilize θ como um nome para plano).

Os ângulos (convexos) são classificados mediante a comparação de suas medidas com $90°$. Dizemos que um ângulo é *agudo* quando sua medida for inferior a $90°$ (Figura 5.25 (a)). Em linguagem matemática, $A\widehat{O}B < 90°$ indica que $\angle AOB$ é agudo. Um ângulo é *reto* quando sua medida for igual a $90°$ (Figura 5.25 (b)); isto é, em linguagem matemática, $A\widehat{O}B = 90°$ significa que $\angle AOB$ é reto. Quando a medida de um ângulo for superior a $90°$ (e menor do que $180°$, por ser convexo) diz-se que ele é *obtuso* (Figura 5.25 (c)). Em linguagem matemática, $90° < A\widehat{O}B < 180°$, indica que $\angle AOB$ é obtuso.

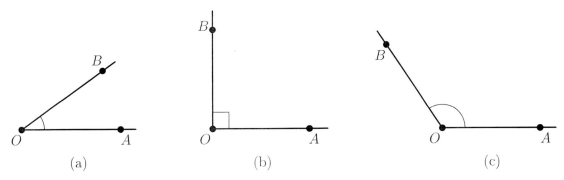

Figura 5.25: Exemplos de ângulos agudo (a), reto (b) e obtuso (c)

Diz-se que dois ângulos são *complementares* quando suas medidas somam 90°. Em linguagem matemática,

$$\angle AOB, \angle CPD \mid A\widehat{O}B + C\widehat{P}D = 90°$$

significa que os ângulos $\angle AOB$ e $\angle CPD$ são complementares; eles precisam ser necessariamente convexos.

Por sua vez, dois ângulos são *suplementares* quando suas medidas somam 180°. Em linguagem matemática,

$$\angle AOB, \angle CPD \mid A\widehat{O}B + C\widehat{P}D = 180°$$

indica que os ângulos $\angle AOB$ e $\angle CPD$ são suplementares.

Diz-se que dois ângulos são *replementares* quando suas medidas somam 360°. Em linguagem matemática, a frase

$$\angle AOB, \angle CPD \mid A\widehat{O}B + C\widehat{P}D = 360°$$

expressa que os ângulos $\angle AOB$ e $\angle CPD$ são replementares.

5.2.2 Ângulo entre retas, Ortogonalidade e Perpendicularismo

O *ângulo* entre duas retas concorrentes é o menor dos quatro ângulos adjacentes[6] formados por elas. A medida de tal ângulo entre r e s é denominada por $\widehat{rs}$ (palavra obtida pela adição do suprafixo "$\widehat{}$" à justaposição dos nomes das retas), e é um número real positivo até 90°. Já o ângulo entre duas retas iguais ou paralelas é definido como 0°.

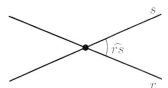

Figura 5.26: Ângulo entre r e s

---

[6]*Ângulos adjacentes* são aqueles que compartilham um mesmo lado e não possuem pontos interiores em comum.

Por sua vez, o *ângulo*[7] entre duas retas reversas no espaço é o ângulo entre uma delas e qualquer paralela a outra que seja concorrente com a primeira; tal ângulo é nomeado da mesma forma que para retas concorrentes. Em linguagem matemática, tem-se

$$(r,s \mid \nexists\alpha\,,\, r,s \subset \alpha)\,,\, \widehat{rs} = \widehat{rs'} \mid s'//s\,,\, \exists A\,,\, s' \cap r = \{A\}.$$

Nota-se que a reta s', paralela a s foi nomeada pelo acréscimo do sufixo "/" à palavra s. Quando um objeto for obtido a partir de outro de mesma natureza (por exemplo, ponto a partir de ponto, reta a partir de reta, etc.), ou, pelo menos, tiver algum tipo de relação com outro já definido anteriormente, podemos nomeá-lo desta forma, indicando que o novo objeto é *derivado* (ou seja, é proveniente) do primeiro (página 4).

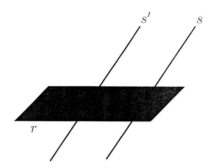

Figura 5.27: Ângulo entre retas reversas

Existem algumas considerações a serem feitas no caso de o ângulo entre duas retas medir $90°$.

A palavra *ortogonalidade*, em Geometria, indica a presença de ângulo reto (sem levar em consideração interseções). Já o *perpendicularismo* indica a presença de ângulo reto **e** de interseção entre determinados objetos.

Sendo assim, duas retas no espaço são ditas *ortogonais* quando o ângulo entre elas for reto. Essas retas **não necessariamente** se intersectam (elas podem ser reversas). Por sua vez, duas retas são *perpendiculares* quando forem concorrentes e ortogonais. Nesse caso, escrevemos $r \perp s$. Em suma, duas retas perpendiculares são ortogonais.

É comum encontrar materiais de Geometria Euclidiana que estabelecem uma definição distinta em relação à apresentada no parágrafo anterior. Alguns consideram que duas retas são *ortogonais* quando forem reversas e formarem ângulo reto. Nesse caso, retas perpendiculares **não** seriam ortogonais. Além disso, indica-se a ortogonalidade entre r e s por $r \stackrel{\perp}{-} s$. Primeiramente, não acreditamos ser essa uma boa definição para retas ortogonais, visto que, conforme mencionamos acima, a ortogonalidade deve visar simplesmente a presença de ângulo reto, sem considerar a ocorrência, ou não, de interseção. Além disso, a utilização da palavra $\stackrel{\perp}{-}$ é desaconselhada, devido à grande semelhança com o $\perp$, principalmente na escrita à mão.

---

[7]Embora duas retas reversas não se intersectem, a noção de ângulo entre elas indica o quanto uma está inclinada em relação a outra.

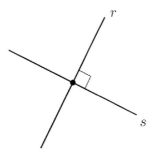

Figura 5.28: $r \perp s$

A palavra $\perp$ também é usada para designar o perpendicularismo entre dois planos ou entre uma reta e um plano no espaço.

A *distância* entre dois pontos distintos é um número real positivo definido como a medida do segmento que os liga. Se A e B são os nomes desses dois pontos, utilizamos a notação funcional $d(A, B)$ para nomear essa distância. Em linguagem matemática, tem-se

$$d(A, B) = \overline{AB}.$$

Logo, as palavras $d(A, B)$ e $\overline{AB}$ são equivalentes, pois possuem o mesmo valor. Caso A e B sejam iguais, dizemos que $d(A, B) = 0$.

Já a *distância* entre um ponto e uma reta é a medida do segmento que liga esse ponto à reta perpendicularmente (Figura 5.29). Em linguagem matemática

$$d(A, r) = \overline{AB} \mid B \in r, \overleftrightarrow{AB} \perp r,$$

onde $d(A, r)$ denomina a distância entre A e r.

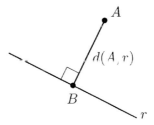

Figura 5.29: Distância entre A e r

As distâncias entre um ponto e um plano, duas retas, dois planos e entre uma reta e um plano são nomeadas, de modo análogo, respectivamente, por $d(A, \alpha)$, $d(r, s)$, $d(\alpha, \beta)$ e $d(r, \alpha)$, e suas definições são apresentadas ao longo dos exercícios no final deste capítulo.

Exemplo 5.9. Uma reta é dita *mediatriz de um segmento* quando ela intersectar este segmento perpendicularmente em seu ponto médio. Em linguagem matemática,

$$m \mid m \cap AB = \{M\}, \, m \perp \overleftrightarrow{AB}, \, AM \equiv MB$$

indica que a reta m é a mediatriz do segmento AB.

Exemplo 5.10. Dizemos que um ponto é o *simétrico* de outro em relação a uma reta quando o segmento que os liga tiver por mediatriz esta reta (Figura 5.30). Em linguagem matemática, a frase

$$A' \mid r \cap AA' = \{M\}, \, r \perp \overleftrightarrow{AA'}, \, AM \equiv MA'$$

caracteriza o ponto A' como o simétrico[8] de um ponto A em relação à reta r. Neste caso, também diz-se que A' foi obtido a partir de uma *reflexão* de A em torno de r.

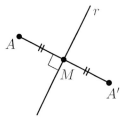

Figura 5.30: A' é o simétrico de A em relação a r.

5.3 Circunferências, Círculos e Arcos

Esta seção trata do estudo de algumas propriedades geométricas e gramaticais de circunferências, círculos e arcos. Aborda-se também as possibilidades de critérios uma reta e uma circunferência.

Uma *circunferência* é o conjunto dos pontos do plano cuja distância a um ponto fixo é uma constante positiva também fixa. O ponto fixado é dito o *centro* e a constante positiva é o *raio* dessa circunferência. Em outros termos, a circunferência de centro em O e raio $r > 0$ é o conjunto dos pontos cuja distância a O é igual a r, e a denominamos pela notação funcional $\Gamma(O, r)$. Estas palavras (que nomeiam circunferências) constituem uma classe gramatical (a das circunferências), em *Geometriquês*. Em linguagem matemática:

$$\Gamma(O, r) = \{A \mid d(A, O) = r\}.$$

Quando não interessar os nomes do centro e do raio, nomeamos a circunferência simplesmente por uma letra grega maiúscula, usualmente, Γ. Embora r seja uma nomenclatura usual para retas, quando trabalharmos com circunferências e retas simultaneamente, para evitar ambiguidade, não nomeamos estas por r, e reservamos tal letra para designar raio.

---

[8] O simétrico A' de A foi nomeado pelo acréscimo do sufixo *"'"* à palavra A, pois ele é *proveniente* de A.

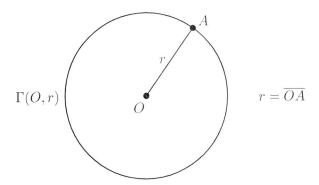

Figura 5.31: A circunferência $\Gamma(O,r)$

Toda circunferência divide o plano em duas regiões, uma limitada, chamada de *interior*, e outra ilimitada, denominada o *exterior* da circunferência. Os pontos que pertencem ao interior (denominados *pontos interiores* à circunferência) são aqueles cuja distância ao centro é menor do que o raio. Em linguagem matemática, o interior de $\Gamma(O,r)$ é descrito por

$$\{A \mid d(A,O) < r\}.$$

Por sua vez, o exterior é o conjunto dos pontos (chamados de *pontos exteriores* à circunferência) cuja distância ao centro são maiores do que o raio. Em linguagem matemática

$$\{A \mid d(A,O) > r\}$$

descreve o exterior de $\Gamma(O,r)$.

Um *círculo* é a reunião de uma circunferência com o seu interior (Figura 5.32). O centro e o raio desta circunferência são ditos o centro e o raio do tal círculo. Em outras palavras, o círculo de centro O e raio r é dado pelo conjunto

$$\{A \mid d(A,O) = r\} \cup \{A \mid d(A,O) < r\},$$

que é equivalentemente ao conjunto $\{A \mid d(A,O) \leq r\}$. Não estabelecemos aqui um nome específico para círculos, em linguagem matemática.

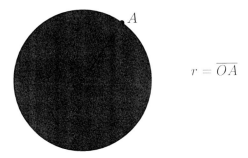

Figura 5.32: O círculo de centro em O e raio r.

94 *Introdução à Gramática da Linguagem Matemática*

Boa parte dos livros de ensino básico, que abordam o conteúdo de Geometria Plana, adota a definição descrita anteriormente, isto é, que a circunferência corresponde somente à "linha" na Figura 5.32, e o círculo, à "linha" reunido com o interior. Porém, livros de ensino superior normalmente apresentam nomes distintos a esses apresentados. Nesses materiais, o que chamamos de circunferência é definido como *círculo*. Por outro lado, o que designamos por círculo é apresentado como *disco* (fechado). Como este livro é fundamentalmente dedicado ao conteúdo de Geometria apresentado no ensino básico, optamos por utilizar os nomes que habitualmente aparecem nos livros didáticos.

Qualquer segmento que liga o centro de uma circunferência a um de seus pontos possui medida igual ao raio dessa circunferência, e também é denominado *raio*. Na Figura 5.31, o segmento OA é um raio de $\Gamma(O, r)$. Sendo assim, a palavra raio pode designar tanto uma medida (um número real) quanto um segmento (um conjunto de pontos), e o contexto deve deixar claro ao leitor qual o significado adequado. O mesmo ocorre com a palavra *diâmetro*, que significa tanto o dobro do raio (um número real) quanto qualquer segmento que liga dois pontos distintos da circunferência e que passa pelo centro da mesma. Portanto, em língua portuguesa, raio e diâmetro são termos polissêmicos, que possuem traduções diferentes, segundo o contexto.[9]

Em uma determinada circunferência Γ, tomando-se dois de seus pontos distintos A e B, nomeamos cada um de seus dois *arcos* (isto é, cada uma das duas regiões da circunferência compreendidas entre esses pontos, incluindo esses), de extremos em A e B, pela palavra AB acrescida do suprafixo "⌢", ou seja, por $\overset{\frown}{AB}$. Para evitar ambiguidade e se expressar precisamente o arco que se deseja, em geral, toma-se algum ponto C no interior do referido arco e o denominamos $\overset{\frown}{ACB}$, isto é, o arco de extremos em A e B e que passa por C. O centro da circunferência também é dito *centro* do arco.

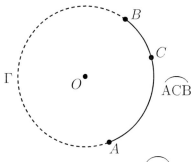

Figura 5.33: O arco $\overset{\frown}{ACB}$

Dados três pontos não colineares, existe uma única circunferência que os contém (isso se deve ao fato de que três pontos não colineares determinam um único triângulo, e este possui uma única circunferência circunscrita, conforme página 118). Consequentemente, a nomenclatura $\overset{\frown}{ACB}$ designa um único arco no plano (estando contido, obrigatoriamente, em uma única circunferência), onde A, B e C designam pontos não colineares. Por sua vez, dois pontos distintos pertencem a infinitas circunferências (Figura 5.34). Sendo assim, ao ler a palavra $\overset{\frown}{AB}$, não se tem precisão a respeito de

---

[9] A tradução da palavra *casa* para a língua inglesa, por exemplo, pode ser tanto *house* (como em "I bought a *house*." (*Eu comprei uma casa.*)), quanto *home* (como em "I'm going *home*." (*Estou indo para casa.*)).

qual circunferência contém esse arco; a não ser que seja dito anteriormente qual circunferência está sendo considerada. Ainda assim, conforme dito acima, existem duas possibilidades para $\overset{\frown}{AB}$. Nesse sentido, consideramos que, gramaticalmente, o nome mais adequado para designar arcos é $\overset{\frown}{ACB}$.

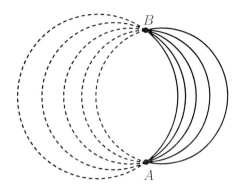

Figura 5.34: Exemplo de cinco circunferências contendo A e B.

O ângulo $\angle AOB$ é dito *ângulo central* do arco $\overset{\frown}{ACB}$ de centro em O. Por sua vez, define-se a *medida angular* desse arco, e denomina-se $m(\overset{\frown}{ACB})$, como a medida (em graus) do seu ângulo central (Figura 5.35). Em linguagem matemática,

$$m(\overset{\frown}{ACB}) = A\hat{O}B \mid \overset{\frown}{ACB} \subset \Gamma(O,r).$$

Uma circunferência pode ser considerada como um arco de medida angular 360°.

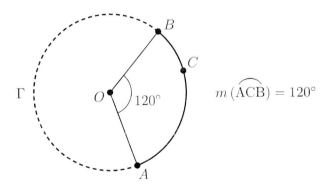

Figura 5.35: O arco $\overset{\frown}{ACB}$ e seu ângulo central $\angle AOB$.

Nota-se que, na Figura 5.35, a medida angular do arco $\overset{\frown}{ACB}$ é igual a 120°. Por sua vez, o outro arco de Γ de extremos em A e B tem seu ângulo central de medida igual ao replementar $\angle AOB$. Portanto, seu ângulo central mede 240°.

Por sua vez, o *comprimento* de uma circunferência $\Gamma(O,r)$ (o qual não definimos aqui) é um número real positivo, nomeado pela notação funcional $\ell(\Gamma(O,r))$, e é determinado pelo dobro do

96 *Introdução à Gramática da Linguagem Matemática*

produto de π pelo raio. Em linguagem matemática, escreve-se:

$$\ell(\Gamma(O,r)) = 2\pi r.$$

O número π é uma constante irracional positiva que vale aproximadamente $3,1416$ (página 8).

Já a área do círculo associado a esta circunferência é calculada pelo produto de π pelo quadrado de seu raio, ou seja, por πr^2.

A denominação $\ell(\Gamma)$ para o comprimento de uma circunferência é inspirada em ℓenght, que significa justamente comprimento, em inglês.

O comprimento de um arco de circunferência $\overparen{\text{ACB}}$ possui nomenclatura similar $\ell(\overparen{\text{ACB}})$. Além disso, como tal comprimento é proporcional à medida de seu ângulo central, obtemos que

$$\frac{\ell(\overparen{\text{ACB}})}{\ell(\Gamma(O,r))} = \frac{\theta}{360}, \quad \overparen{\text{ACB}} \subset \Gamma(O,r), \quad \theta = A\widehat{O}B.$$

Em outros termos,

$$\frac{\ell(\overparen{\text{ACB}})}{2\pi r} = \frac{\theta}{360}, \quad \overparen{\text{ACB}} \subset \Gamma(O,r), \quad \theta = A\widehat{O}B;$$

logo, uma expressão que determina o comprimento de $\overparen{\text{ACB}}$ pode ser dada pela seguinte expressão

$$\ell(\overparen{\text{ACB}}) = 2\pi r \cdot \frac{\theta}{360}, \quad \overparen{\text{ACB}} \subset \Gamma(O,r), \quad \theta = A\widehat{O}B.$$

Posição relativa entre reta e circunferência

Existem três possibilidades de posição relativa entre uma reta e uma circunferência. Dizemos que uma reta é *secante* a uma circunferência quando ambas se intersectarem em dois pontos distintos (Figura 5.36). Em linguagem matemática,

$$s,\Gamma \mid \exists A,B, A \neq B, s \cap \Gamma = \{A,B\}$$

indica que a reta s é secante à circunferência Γ nos *pontos de secância* A e B.

Por sua vez, uma reta é tangente a uma circunferência quando ambas se intersectarem em exatamente um ponto. Em linguagem matemática,

$$t,\Gamma \mid \exists C, t \cap \Gamma = \{C\}$$

expressa que a reta t é *tangente* à circunferência Γ no *ponto de tangência* C.

Por fim, uma reta é *exterior* a uma circunferência quando ambas forem disjuntas. Em linguagem matemática,

$$u,\Gamma \mid u \cap \Gamma = \emptyset$$

indica que a reta u é exterior a Γ.

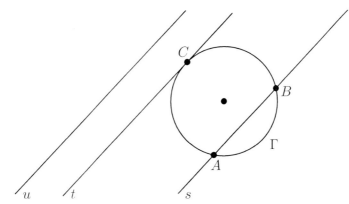

Figura 5.36: s, t e u são, respectivamente, secante, tangente e exterior a Γ

Exemplo 5.11. Traduzir a seguinte frase (que expressa uma proposição em Geometria) da linguagem matemática para a língua portuguesa:

$$t, \Gamma \mid \exists C, \, t \cap \Gamma(O, r) = \{C\} \;\Rightarrow\; OC \perp t.$$

De acordo com a descrição, tem-se que t é tangente a Γ em C. Por outro lado, nota-se que OC é raio de Γ. Portanto, podemos traduzir a frase acima da seguinte maneira: "Toda tangente a uma circunferência é perpendicular ao raio no ponto de tangência."

5.4 Polígonos

Esta seção trata de diferentes tipos de polígonos e de algumas de suas propriedades. Estuda-se também relações importantes entre eles, como a congruência e a semelhança, e aborda alguns temas, do ponto de vista gramatical. Inicialmente vejamos a definição de polígono adotada neste material.

Dados n pontos, $n \geq 3$, $A_1, A_2, \ldots, A_n$ no plano, não consecutivamente colineares três a três (considerando-se consecutivos A_{n-1}, A_n e A_1, bem como A_n, A_1 e A_2), um *polígono* de *vértices* nesses pontos é a união dos segmentos $A_1A_2, A_2A_3, \ldots, A_{n-1}A_n$ e A_nA_1, e o nomeamos pela justaposição (ordenada) dos nomes de seus vértices, isto é, por $A_1A_2\cdots A_n$. Em linguagem matemática, tem-se

$$A_1, A_2, \ldots, A_n \mid (\nexists r_i \mid A_{i-1}, A_i, A_{i+1} \in r_i, \forall i = 1, 2, \ldots, n), \tag{5.6}$$

$$A_1A_2\cdots A_n = A_1A_2 \cup A_2A_3 \cup \cdots \cup A_{n-1}A_n \cup A_nA_1, \tag{5.7}$$

onde estabelecemos que A_0 e A_{n+1} correspondem a A_n e A_1, respectivamente. Nota-se que a frase (5.6) indica a condição de não colinearidade de pontos três a três não consecutivos, e (5.7) significa que o polígono é a reunião dos segmentos indicados.

Os nomes dos polígonos constituem a classe gramatical dos polígonos, em *Geometriquês*. Os n segmentos dados anteriormente são chamados de *lados* do polígono.

Sendo assim, polígonos são nomeados pela justaposição dos nomes de seus vértices, *respeitando a ordem em que esses vértices estão ligados no polígono*. Desta forma, podemos descrever a expressão acima, de modo mais compacto, da seguinte maneira:

$$A_1 A_2 \cdots A_n = \bigcup_{i=1}^{n} A_i A_{i+1}.$$

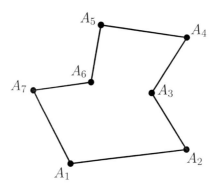

Figura 5.37: O polígono $A_1 A_2 \cdots A_7$

Na definição de polígono dada acima, nomeamos seus vértices pela letra A, adicionada de um sufixo inferior, com o intuito de estabelecer a noção de polígono com um número qualquer (fixado) de vértices maior do que ou igual a três. Porém, para os casos particulares de três e quatro lados (triângulos e quadriláteros, respectivamente), dificilmente denominamos seus vértices dessa forma. Estes são usualmente nomeados por uma sequência de letras do alfabeto (usualmente A, B, C e D) e, portanto, tais polígonos são normalmente designados por ABC e $ABCD$, respectivamente.

Quando não importar quais são os nomes dos vértices de um determinado polígono, ou desejarmos nomeá-lo de modo mais simples, o representamos simplesmente por uma letra maiúscula latina, no modo cursivo, usualmente $\mathcal{P}$.

Os ângulos internos de um polígono são nomeados pela adição do prefixo "$\angle$" ao nome do vértice correspondente (isto é, sem fazer menção aos lados desses ângulo), *sempre que não houver ambiguidade*. Da mesma forma, a medida de um ângulo interno de um polígono é nomeada pela adição do suprafixo "$\widehat{}$" acima do nome do vértice correspondente, desde que não haja ambiguidade. Por exemplo, no polígono $ABCD$ da Figura 5.38, o ângulo $\angle DAB$ e sua medida $D\widehat{A}B$ podem ser nomeados, respectivamente, por $\angle A$ e $\widehat{A}$. Em outros termos, nessas condições, as palavras $\angle DAB$ e $\angle A$ (bem como $D\widehat{A}B$ e $\widehat{A}$) são sinônimas. Por outro lado, no polígono $EFGH$, traçando o segmento EG, não se deve nomear o ângulo $\angle HEF$ (o mesmo ocorrendo para sua medida) como $\angle E$ (ou $\widehat{E}$, para sua medida), pois, no mesmo vértice E, podemos considerar os diferentes ângulos $\angle HEF$, $\angle HEG$ e $\angle GEF$.

Os polígonos são classificados com respeito a seu número de lados (ou, equivalentemente, seu número de vértices). Para isso, adiciona-se um prefixo, indicando o número de lados, ao elemento de formação "*gono*" (de origem grega, que significa *ângulo*). Assim, por exemplo, pentágono, hexágono e heptágono correspondem a polígonos de cinco, seis e sete lados, respectivamente. As exceções, por razões históricas. são os triângulos e quadriláteros, que possuem três e quatro lados, respectivamente. De modo genérico, um polígono de $n \geq 3$ lados é dito um *n-ágono*, e é preciso tomar cuidado ao se pronunciar essa palavra. Deve-se tomar uma breve pausa entre "*ene*" e "*ágono*", pois, caso ela seja lida ininterruptamente, ouvimos a palavra "*eneágono*", que corresponde a um polígono de nove lados.

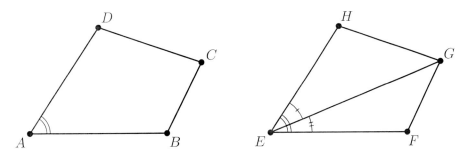

Figura 5.38: Quadriláteros $ABCD$ e $EFGH$

A semissoma (ou seja, a metade da soma) das medidas dos lados é chamada de *semiperímetro* do polígono, e é denominada por p. Assim, em linguagem matemática,

$$p = \frac{1}{2} \sum_{i=1}^{n} \overline{A_i A_{i+1}}$$

designa o semiperímetro de $A_1 A_2 \cdots A_n$. Por sua vez, a soma das medidas dos lados é o *perímetro* desse polígono, nomeado, portanto, por $2p$ (visto que ele corresponde ao dobro do semiperímetro). Desta forma, em linguagem matemática,

$$2p = \sum_{i=1}^{n} \overline{A_i A_{i+1}}.$$

Em geral, é mais conveniente usar p para semiperímetro (e não para perímetro), pois diversas fórmulas podem ser escritas de modo mais simples utilizando-se justamente o semiperímetro.

Enfatizamos que a ordem em que os vértices aparecem no nome do polígono é importante. Por exemplo, os quadriláteros $ABCD$ e $ACBD$ são distintos e, portanto, as palavras $ABCD$ e $ACBD$ não são sinônimas. Por outro lado, as palavras $ABCD$, $BCDA$ e $CDAB$ correspondem a precisamente o mesmo polígono e, portanto, são sinônimas.

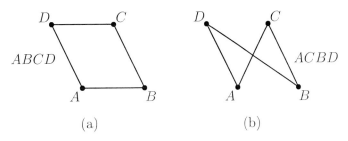

Figura 5.39: Os quadriláteros $ABCD$ e $ACBD$

5.4.1 Tipos de polígonos

Existe uma série de adjetivos que podem ser atribuídos a polígonos e listamos alguns deles a seguir.

Um polígono é dito *simples* quando não houver interseção entre quaisquer pares de lados não adjacentes. Caso contrário, o polígono é dito *não simples*. Todo triângulo é simples (inclusive pois não possui lados não adjacentes). A Figura 5.39 apresenta exemplos de um quadrilátero simples (a), e de um não simples (b). Em linguagem matemática, a frase

$$A_1 A_2 \cdots A_n \mid \forall i, j \in \{1, 2, \ldots, n\}, j \notin \{i-1, i, i+1\}, A_i A_{i+1} \cap A_j A_{j+1} = \emptyset, \qquad (5.8)$$

significa que $A_1 A_2 \cdots A_n$ é um polígono simples. Em outros termos, a interseção entre segmentos não consecutivos é vazia. Nota-se que, na frase (5.8) foi tomado o número de lados do polígono $n \geq 4$, para que este possua lados não adjacentes. Para que um polígono seja não simples, é preciso que existam dois lados não adjacentes que se intersectem (vide Exercício 7a, página 132).

Todo polígono simples (assim como as circunferências, página 92) divide o plano em duas regiões disjuntas, uma limitada (chamada de *interior*) e outra ilimitada (o *exterior* deste polígono). Define-se uma *região poligonal* como a união de um polígono com seu interior (Figura 5.40). Usualmente, para simplificar a escrita, costuma-se chamar uma região poligonal também como polígono. Em outros termos, um triângulo, por exemplo, pode significar tanto um polígono de três lados (conforme a definição da página 97) quanto a sua união com a região limitada por ele determinada.

Essa é uma observação importante, pois quando se trata a respeito da área de um polígono, na verdade, estamos nos referindo à área da região poligonal relativa a ele. Considera-se este um caso de *metonímia* (página 40), que substitui o termo *região poligonal* por *polígono*, com o intuito de se evitar a repetição de algo mais extenso e simplificar a escrita. Caso consideremos, formalmente, um polígono como aquele definido na página 97 (isto é, somente como uma união finita de segmentos), então a área de um polígono qualquer é sempre zero! Em resumo, quando se trata da área de polígono, estamos, metonimicamente, considerando a área da região poligonal relativa a ele.

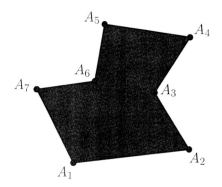

Figura 5.40: Região poligonal de $A_1 A_2 \cdots A_7$

Para estabelecer a noção de polígonos convexos, precisamos do conceito de semiplano. Toda reta, contida em um plano, o divide em duas regiões disjuntas. A união de cada uma delas com a reta é chamada de um *semiplano* com *origem* nessa reta. Nomeamos cada um dos dois semiplanos de

α, determinados por uma reta r, pela letra α acrescida de um circunfixo composto por um sufixo inferior r (o nome da reta) e por um sufixo superior 1 ou 2, indicando cada um dos semiplanos. Mais precisamente, α_r^1 e α_r^2 nomeiam esses dois semiplanos.

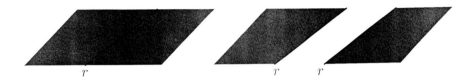

Figura 5.41: Os semiplanos α_r^1 e α_r^2 de α, com origem r.

Na Figura 5.41, separamos ambos os semiplanos de origem r para o leitor melhor visualizá-los.

Os polígonos simples são classificados em dois tipos: convexos e não convexos. Dizemos que um polígono simples é *convexo* quando a reta que contém quaisquer pares de vértices consecutivos deixar todos os vértices do polígono em um único semiplano dos quais ela determina (Figura 5.42 (a)). Em linguagem matemática:

$$A_1 A_2 \cdots A_n \mid (\forall i,j \in \{1,2,\ldots,n\}, j \notin \{i-1,i,i+1\}, A_i A_{i+1} \cap A_j A_{j+1} = \emptyset), \tag{5.9}$$

$$\forall i \in \{1,2,\ldots,n\}, \exists! k \in \{1,2\}, \{A_1, A_2, \ldots, A_n\} \subset \alpha_{r_i}^k, r_i = \overleftrightarrow{A_i A_{i+1}}. \tag{5.10}$$

Nota-se que a expressão (5.9) significa que $A_1 A_2 \cdots A_n$ é simples. Por sua vez, a frase (5.10) indica a condição específica da convexidade, de que a reta que contém quaisquer pares de vértices consecutivos deixa todos os vértices do polígono em um único semiplano dos quais ela determina.

É possível provar que a condição de um polígono convexo ser simples pode ser retirada da definição de convexidade, pois a outra (a saber, a de que a reta contendo quaisquer pares de vértices consecutivos deixa todos os vértices do polígono em um mesmo semiplano dos quais ela determina) é suficiente para garantir a simplicidade de tal polígono. Porém, como a definição deve refletir a essencialidade de um objeto [20] (e um polígono convexo é um dos dois tipos de polígonos simples), a condição de simplicidade deve ser mantida na definição. Todavia, para se verificar se um polígono é convexo ou não, basta que a outra condição seja analisada. Em suma, em linguagem matemática.

$$A_1 A_2 \cdots A_n \mid \forall i \in \{1,2,\ldots,n\}, \exists! k \in \{1,2\}, \{A_1, A_2, \ldots, A_n\} \subset \alpha_{r_i}^k, r_i = \overleftrightarrow{A_i A_{i+1}} \tag{5.11}$$

permite indicar, em termos práticos, que $A_1 A_2 \cdots A_n$ é um polígono convexo.

Quando um polígono simples não for convexo, ele é dito *não convexo* ou *côncavo* (vide Exercício 7b, página 132). O polígono $FGHIJ$ da Figura 5.42 (b) é não convexo, pois $\overleftrightarrow{FG}$, por exemplo, não deixa os demais vértices em um mesmo semiplano dos delimitados por essa reta (H e I não pertencem ao mesmo semiplano que J). Nota-se que o ângulo interno $\angle FGH$ de $FGHIJ$ é um ângulo côncavo.

102 *Introdução à Gramática da Linguagem Matemática*

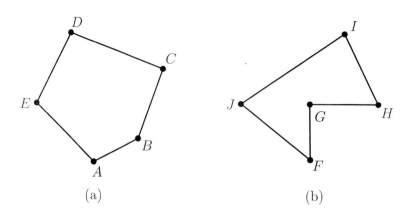

Figura 5.42: $ABCDE$ é convexo e $FGHIJ$ é não convexo.

A palavra *equilátero* é um adjetivo que significa que os lados do polígono são congruentes (mas seus ângulos internos não são necessariamente congruentes). Em linguagem matemática, a frase

$$A_1A_2\cdots A_n \mid A_iA_{i+1} \equiv A_jA_{j+1},\ \forall i,j \in \{1,2,\ldots,n\}$$

indica que o polígono $A_1A_2\cdots A_n$ é equilátero. A Figura 5.43 apresenta exemplos de polígonos equiláteros convexo (e logo simples, (a)), não convexo (e portanto simples, (b)) e não simples (c)[10].

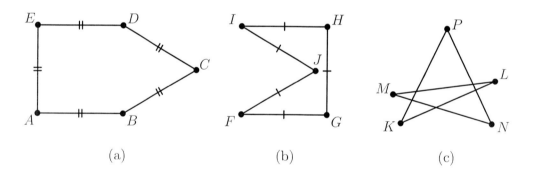

Figura 5.43: Polígonos equiláteros convexo (a), não convexo (b) e não simples (c).

Já um polígono *equiângulo* é aquele que possui todos os seus ângulos internos congruentes (mas seus lados não são necessariamente congruentes). Em linguagem matemática,

$$A_1A_2\cdots A_n \mid \angle A_i \equiv \angle A_j,\ \forall i,j \in \{1,2,\ldots,n\}$$

significa $A_1A_2\cdots A_n$ é equiângulo. Polígonos desse tipo podem ser convexos (e logo simples, Figura 5.44 (a)) ou não simples (Figura 5.44 (b)).

---

[10]Na Figura 5.43 não foram utilizadas marcações de congruência para não dificultar a visualização do polígono.

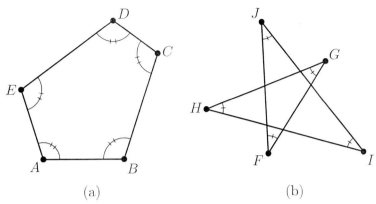

Figura 5.44: $ABCDE$ é equiângulo convexo e $FGHIJ$ é equiângulo não simples.

Quando um polígono for equilátero e equiângulo, dizemos que ele é *regular* (vide Exercício 7c, página 132). Os triângulos equiláteros e os quadrados são exemplos de polígonos regulares, e são tratados nas Seções 5.5 e 5.6. Polígonos regulares podem ser convexos (Figura 5.45 (a)) ou não simples (Figura 5.45 (b))[11], onde verifica-se $FG \equiv GH \equiv HI \equiv IJ \equiv JF$) e as medidas de seus lados são usualmente nomeadas por ℓ (de ℓado).

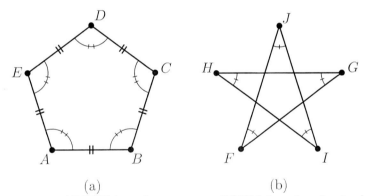

(a) (b)
Figura 5.45: $ABCDE$ é regular convexo e $FGHIJ$ é regular não simples

Um polígono é dito *inscritível*[12] (ou *cíclico*) quando seus vértices pertencem a uma mesma circunferência (Figura 5.46). Neste caso, diz-se também que esta circunferência está *circunscrita* ao polígono. Sendo assim, em linguagem matemática, a frase

$$A_1 A_2 \cdots A_n \mid \exists \Gamma(O, r), A_1, A_2, \ldots, A_n \in \Gamma(O, r)$$

significa que $A_1 A_2 \cdots A_n$ é inscritível. Os exercícios 4e e 5b apresentam propriedades de quadriláteros desse tipo.

---

[11]Note que não utilizamos marcações nos lados para indicar congruência. Isto porque tais marcações ficariam posicionadas nos lados do pentágono regular convexo obtido pelas interseções dos lados de $FGHIJ$, e poderiam não deixar claro ao leitor de que indicam congruência entre os lados de $FGHIJ$, e não do pentágono convexo central.

[12]O sufixo "-vel" indica a ideia de "pode-se". Sendo assim, um polígono *inscritível* é aquele que pode-se inscrever (no caso, em uma circunferência). De modo análogo, vê-se que *circunscritível* é aquele que pode-se circunscrever, circundar.

104 *Introdução à Gramática da Linguagem Matemática*

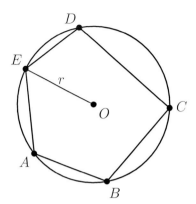

Figura 5.46: $ABCDE$ é inscritível

Todo polígono regular é inscritível. Além disso, todo triângulo (seja ele regular ou não) também o é. O raio da circunferência circunscrita a um polígono inscritível também é dito o *raio* do polígono.

Por sua vez, um polígono é *circunscritível* (ou *tangencial*) quando existir uma circunferência tangente a todos os seus lados (Figura 5.47). Neste caso, diz-se também que esta circunferência está *inscrita* no polígono. Em linguagem matemática,

$$A_1A_2\cdots A_n \mid \exists\,\Gamma(O,r),\, \overleftrightarrow{A_iA_{i+1}} \cap \Gamma(O,r) = \{P_i\},\, P_i \in A_iA_{i+1},\, \forall\, i \in \{1,2,\ldots,n\}$$

exprime que $A_1A_2\cdots A_n$ é circunscritível. Os exercícios 4f e 4g apresentam propriedades de quadriláteros desse tipo.

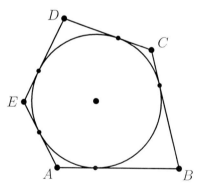

Figura 5.47: $ABCDE$ é circunscritível

O raio da circunferência inscrita em um polígono circunscritível é dita o *apótema* desse polígono. A área de um polígono convexo desse tipo é o produto entre seus semiperímetro e apótema.

Todo polígono inscritível e circunscritível é chamado de *bicêntrico* (pois possui um centro da circunferência inscrita e um da circunscrita, que podem, em princípio, coincidir).

Polígonos regulares são bicêntricos (e os centros das circunferências circunscrita e inscrita coincidem em um ponto dito o seu *centro*), bem como qualquer triângulo (mesmo não regular). A Figura 5.48 apresenta um exemplo de um pentágono não regular bicêntrico, cujos centros dos círculos inscrito e circunscrito são O_1 e O_2, respectivamente.

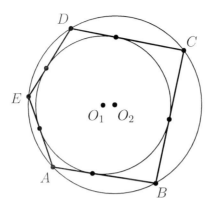

Figura 5.48: $ABCDE$ é bicêntrico

5.4.2 Congruência e Semelhança de polígonos

Embora, no ensino básico, se trate basicamente da congruência de triângulos, pode-se considerar, de modo mais geral, a congruência entre polígonos quaisquer. Conforme tratamos na Seção 5.2, página 83, dois objetos são congruentes quando possuem, em certo sentido, as mesmas medidas, o mesmo formato e o mesmo tamanho. Em outros termos, duas figuras são congruentes quando uma for uma cópia exata da outra. A Figura 5.49 apresenta um exemplo de dois objetos que, embora estejam posicionados de modo distinto no plano, são congruentes.

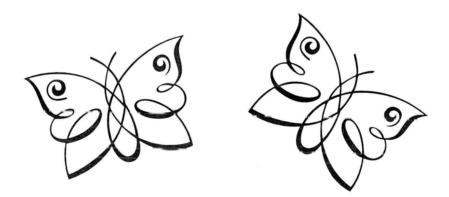

Figura 5.49: Objetos congruentes

Particularmente para dois polígonos, quando existe uma correspondência biunívoca entre seus vértices, de modo que os ângulos correspondentes são congruentes e os respectivos lados também, dizemos que ambos são *congruentes*. Todo polígono é congruente a si mesmo. De fato, a relação de congruência de polígonos é uma relação de equivalência, apresentando, portanto, reflexividade, simetria e transitividade. Além disso, notamos que, como é necessária a existência de uma correspondência biunívoca entre os vértices, dois polígonos congruentes têm o mesmo número de lados. Em linguagem matemática,

$$A_1A_2\cdots A_n,\ B_1B_2\cdots B_n\ |\ \angle A_i \equiv \angle B_i,\ A_iA_{i+1} \equiv B_iB_{i+1},\ \forall i \in \{1,2,\ldots,n\}$$

significa que os polígonos $A_1A_2\cdots A_n$ e $B_1B_2\cdots B_n$ são congruentes (naturalmente com a correspondência de vértices entre A_i e B_i, para cada $i = 1, 2, \ldots, n$, cuja representação, em linguagem matemática é, $A_i \leftrightarrow B_i,\ \forall i = 1, 2, \ldots, n)^{13}$), e escrevemos $A_1A_2\cdots A_n \equiv B_1B_2\cdots B_n$.

Nota-se que, caso dois polígonos sejam congruentes, é sempre possível renomear os vértices de um deles, de modo que se possa utilizar a correspondência de vértices dada acima.

Na Figura 5.50, os pentágonos $ABCDE$ e $FGHIJ$ são congruentes, pois

$$\begin{cases} \angle A \equiv \angle F \\ \angle B \equiv \angle G \\ \angle C \equiv \angle H \\ \angle D \equiv \angle I \\ \angle E \equiv \angle J \end{cases} \text{ e } \begin{cases} AB \equiv FG \\ BC \equiv GH \\ CD \equiv HI \\ DE \equiv IJ \\ EA \equiv JF \end{cases},$$

sendo a correspondência de vértices utilizada $A \leftrightarrow F$, $B \leftrightarrow G$, $C \leftrightarrow H$, $D \leftrightarrow I$ e $E \leftrightarrow J$. Esta correspondência é sinteticamente expressa por $ABCDE \leftrightarrow FGHIJ$.

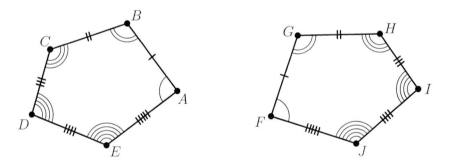

Figura 5.50: $ABCDE \equiv FGHIJ$

Poderíamos nos perguntar se a condição para que os ângulos sejam congruentes pode ser retirada da definição de congruência. Em outros termos, faria sentido definir polígonos congruentes como aqueles para os quais existe uma correspondência biunívoca entre seus vértices, de modo que os respectivos lados sejam congruentes (sem fazer menção aos ângulos)? Vemos que esta não seria uma boa noção de congruência de polígonos, pois os quadriláteros da Figura 5.51 seriam congruentes por essa definição, porém eles não possuem o mesmo formato, contrariando a noção de congruência vista anteriormente.

---

[13] A palavra "$\leftrightarrow$" significa, em nosso contexto, uma bijeção definida ponto a ponto. Como ela também pode significar o operador bicondicional (página 58), tem-se que essa palavra é um termo homônimo.

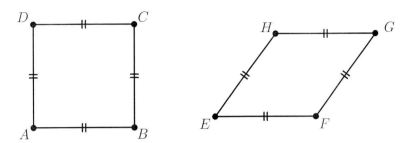

Figura 5.51: *ABCD* e *EFGH* não são congruentes

De modo semelhante, não se pode retirar a condição de congruência entre lados (e manter a congruência entre ângulos), conforme exemplo apresentado na Figura 5.52.

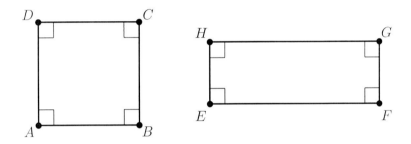

Figura 5.52: *ABCD* e *EFGH* não são congruentes

A ideia de que duas figuras são *semelhantes*, por sua vez, é que elas possuem a mesma forma (porém, não necessariamente o mesmo tamanho) e proporcionalidade de medidas. Em outras palavras, figuras são semelhantes quando uma puder ser obtida como uma cópia da outra por um processo de aumento (ou redução) uniforme, ou seja, ambas precisam ser *proporcionais*. A Figura 5.53 apresenta dois objetos, sendo o da esquerda, em certo sentido, o dobro do da direita.

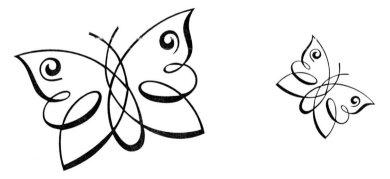

Figura 5.53: Objetos semelhantes

Por sua vez, a Figura 5.54 apresenta dois objetos não semelhantes, de forma que o da direita foi obtido a partir do outro por uma contração horizontal (e, portanto, não uniforme), provocando, assim, uma desproporcionalidade entre as medidas de ambas.

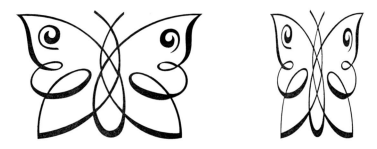

Figura 5.54: Objetos não semelhantes

Em relação especificamente a dois polígonos, quando existe uma correspondência biunívoca entre seus vértices, de modo que os ângulos correspondentes são congruentes e as medidas dos respectivos lados são proporcionais, dizemos que ambos são *semelhantes*. A palavra $\sim$ indica semelhança em *Geometriquês*. Em linguagem matemática,

$$A_1A_2\cdots A_n,\ B_1B_2\cdots B_n\ |\ \angle A_i \equiv \angle B_i,\ \frac{\overline{A_iA_{i+1}}}{\overline{B_iB_{i+1}}} = \frac{\overline{A_jA_{j+1}}}{\overline{B_jB_{j+1}}},\ \forall i,j \in \{1,2,\ldots,n\}$$

indica que os polígonos $\mathcal{P}_1 = A_1A_2\cdots A_n$ e $\mathcal{P}_2 = B_1B_2\cdots B_n$ são semelhantes (naturalmente com a correspondência $A_i \leftrightarrow B_i$, para cada $i = 1, 2, \ldots, n$), e representamos $\mathcal{P}_1 \sim \mathcal{P}_2$.

Nota-se que, caso dois polígonos sejam semelhantes, é sempre possível renomear os vértices de um deles, de modo que seja possível utilizar a correspondência de vértices acima.

A constante $\frac{\overline{A_iA_{i+1}}}{\overline{B_iB_{i+1}}}$ (independente de i) é usualmente denominada por k, e é chamada de *razão de semelhança* entre $\mathcal{P}_1$ e $\mathcal{P}_2$ (nesta ordem). De modo equivalente, k é o número real positivo tal que $\overline{A_iA_{i+1}} = k \cdot \overline{B_iB_{i+1}}$, para cada $i = 1, 2, \ldots, n$.[14] Em outras palavras, a razão de semelhança entre $\mathcal{P}_1$ e $\mathcal{P}_2$ é o número real que multiplicado pela medida de um lado de $\mathcal{P}_2$ resultado na medida do respectivo lado de $\mathcal{P}_1$.

A Figura 5.55 apresenta dois pentágonos semelhantes $ABCDE$ e $FGHIJ$ (com correspondência de vértices $ABCDE \leftrightarrow FGHIJ$), com razão de semelhança $k = \frac{10}{7}$. Em outros termos:

$$\begin{cases} \angle A \equiv \angle F \\ \angle B \equiv \angle G \\ \angle C \equiv \angle H \\ \angle D \equiv \angle I \\ \angle E \equiv \angle J \end{cases} \text{ e } \frac{\overline{AB}}{\overline{FG}} = \frac{\overline{BC}}{\overline{GH}} = \frac{\overline{CD}}{\overline{HI}} = \frac{\overline{DE}}{\overline{IJ}} = \frac{\overline{EA}}{\overline{JF}} = \frac{10}{7}.$$

---

[14] De fato, se $\frac{\overline{A_iA_{i+1}}}{\overline{B_iB_{i+1}}} = k$, então, por propriedades algébricas, tem-se $\overline{A_iA_{i+1}} = k \cdot \overline{B_iB_{i+1}},\ \forall i \in \{1,2,\ldots,n\}$.

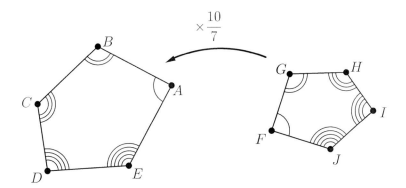

Figura 5.55: Pentágonos semelhantes

Dois polígonos congruentes são semelhantes, com razão de semelhança igual a 1. Em particular, todo polígono é semelhante a si mesmo. Em outras palavras, a relação de semelhança é reflexiva.

Por outro lado, se dois polígonos $\mathcal{P}_1$ e $\mathcal{P}_2$ são semelhantes, com razão de semelhança k, então $\mathcal{P}_2$ e $\mathcal{P}_1$ são semelhantes, e a razão desta semelhança é igual ao inverso de k, ou seja, é k^{-1}.[15] Isto implica que a relação de semelhança entre dois polígonos é simétrica (Figura 5.56).

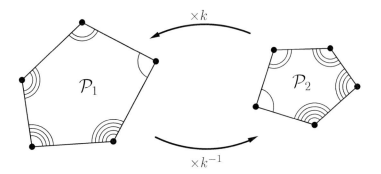

Figura 5.56: Simetria da relação de semelhança

Sendo $\mathcal{P}_1 \sim \mathcal{P}_2$, com razão de semelhança k_1, e $\mathcal{P}_2 \sim \mathcal{P}_3$, com razão de semelhança k_2, tem-se que $\mathcal{P}_1 \sim \mathcal{P}_3$ com razão de semelhança $k_1 k_2$. Portanto, vale a transitividade da relação de semelhança.

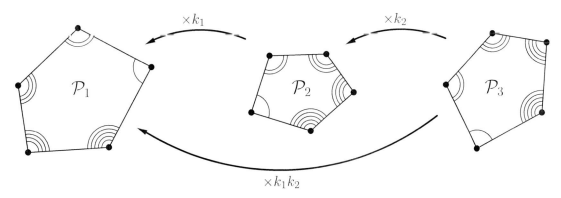

Figura 5.57: Transitividade da relação de semelhança

---

[15] De fato, se $\frac{\overline{A_i A_{i+1}}}{\overline{B_i B_{i+1}}} = k$, então, por propriedades algébricas, tem-se $\overline{B_i B_{i+1}} = \frac{\overline{A_i A_{i+1}}}{k} = \frac{1}{k}\overline{A_i A_{i+1}} = k^{-1}\overline{A_i A_{i+1}}$.

Em suma, como a semelhança de polígonos é reflexiva, simétrica e transitiva, concluímos que ela é uma relação de equivalência definida no conjunto de todos os polígonos planos.

5.5 Triângulos

Trata-se nesta seção de algumas particularidades gramaticais a respeito dos triângulos. Estabelecemos as classificações dos mesmos com respeito a lados e a ângulos, os possíveis casos de congruência e de semelhança e estudamos alguns dos elementos notáveis desses polígonos. Lembremos inicialmente a definição de triângulos, baseada na de polígonos (página 97): *triângulo* é um polígono de três lados, ou seja, é a união dos três segmentos de extremos em três pontos não colineares, e o nomeamos pela justaposição dos nomes de seus três vértices. Em linguagem matemática,

$$(A, B, C \mid \nexists r, A, B, C \in r), ABC = AB \cup BC \cup CA$$

representa o triângulo de vértices nos três pontos não colineares A, B e C.

Cada lado de um triângulo também é dito uma *base*. Assim, todo triângulo possui três bases.

Usualmente, também utiliza-se a palavra $\triangle ABC$ para nomear esse triângulo. Acreditamos não ser necessário o uso da letra "$\triangle$", pois, conforme vimos no início da Seção 5.4, a formação do nome de um polígono qualquer é feita pela simples justaposição (ordenada) dos nomes de seus vértices. Nesse sentido, consideramos $\triangle ABC$ um pleonasmo.

As medidas dos lados de um triângulo são representadas pelas letras minúsculas latinas correspondentes aos nomes dos vértices opostos a eles (Figura 5.58).

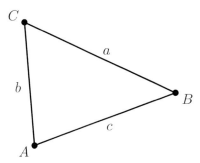

Figura 5.58: O triângulo ABC

Notamos que o triângulo CBA é definido como a união dos segmentos CB, BA e AC. Como $CB = BC$, $BA = AB$ e $AC = CA$ (igualdade dos segmentos em si, e não, simplesmente, igualdade de medidas; vide página 83), temos que CBA é a união de BC, AB e CA que, por sua vez, coincide com a união entre AB, BC e CA. Portanto, os triângulos CBA e ABC são iguais, isto é, $CBA = ABC$. Logo, as palavras CBA e ABC são sinônimas (pois representam precisamente o mesmo objeto; neste caso, o mesmo triângulo). De modo semelhante, vemos que as palavras ABC, ACB, BAC, BCA, CAB e CBA são todas sinônimas.

Todo triângulo é um polígono convexo, inscritível e circunscritível (e, logo, bicêntrico).

5.5.1 Classificação dos triângulos

Alguns adjetivos atribuídos a triângulos são utilizados para classificá-los, ou com respeito a seus lados (são eles, equilátero, isósceles e escaleno; Figura 5.59), ou em relação a seus ângulos internos (acutângulo, retângulo e obtusângulo; Figura 5.62). O termo *equilátero* já foi tratado na Seção 5.4, página 102, e indica que os lados do triângulos são congruentes (Figura 5.59 (a)). Porém, prova-se que todo triângulo equilátero é regular, pois seus ângulos internos são todos congruentes, e medem $60°$.

O adjetivo *isósceles* é utilizado para indicar que dois lados do triângulo são congruentes (Figura 5.59 (b)). Chamamos a atenção de que isso *não* implica que este triângulo possua *apenas* um par de lados congruentes. Se um triângulo possui os três lados congruentes, então ele também é isósceles. Em outras palavras, todo triângulo equilátero é isósceles. Esse mesmo adjetivo é aplicado a certos trapézios, conforme tratamos na Seção 5.6, página 126. Em linguagem matemática,

$$ABC \mid AB \equiv AC$$

indica que ABC é isósceles. Nota-se que, caso um triângulo seja isósceles, é sempre possível renomear seus vértices de modo que os lados congruentes sejam AB e AC.

Lembramos que todo triângulo possui três vértices e três bases. Porém, quando se trata de um triângulo isósceles, o vértice comum aos lados congruentes é chamado de *vértice* do triângulo isósceles, e o terceiro lado é dito *base* do triângulo isósceles.

Por sua vez, a palavra *escaleno* significa que os três lados do triângulo são dois a dois não congruentes[16] (Figura 5.59 (c)). Em linguagem matemática,

$$ABC \mid AB \not\equiv AC, AB \not\equiv BC, AC \not\equiv BC \tag{5.12}$$

indica que ABC é escaleno.

Para descrever em linguagem matemática, de modo mais conciso, uma condição indicativa de que ABC é escaleno, não é suficiente dizer que $AB \not\equiv AC \not\equiv BC$. Como a relação de não congruência (assim como a de diferença de números reais) não é transitiva, em princípio, poderia ocorrer $AB \equiv BC$, implicando que esse triângulo não seria escaleno (mas sim isósceles). Porém, como a não congruência é simétrica (isto é, caso um segmento não seja congruente a um segundo, tem-se que este não é congruente ao primeiro), as frases $AB \not\equiv BC$ e $BC \not\equiv AB$ são equivalentes. Assim, a expressão

$$ABC \mid AB \not\equiv AC \not\equiv BC \not\equiv AB$$

---

[16]Lembramos que dois segmentos são não congruentes quando possuem medidas distintas.

112 *Introdução à Gramática da Linguagem Matemática*

indica que os três lados são dois a dois não congruentes, e pode ser utilizada para descrever, em linguagem matemática, a característica de um triângulo escaleno.

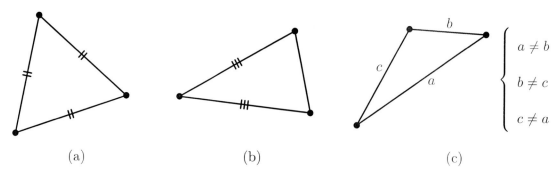

Figura 5.59: Um triângulo equilátero (a), um isósceles (b) e um escaleno (c)

Ao representar graficamente um triângulo escaleno na Figura 5.59 (c), não foram utilizadas marcações em seus lados, como na Figura 5.60.

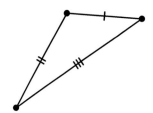

Figura 5.60: Representação desaconselhada para um triângulo escaleno

Na verdade, de modo geral (não necessariamente no contexto de triângulos), desaconselha-se relacionar marcações diferentes a medidas diferentes (tanto para segmentos, quanto para ângulos). O que se deve considerar é marcações iguais para medidas iguais. Vejamos um exemplo.

Exemplo 5.12. Consideremos a seguinte situação. Um quadrilátero convexo $ABCD$ tem os ângulos $\angle B$ e $\angle D$ retos, e é tal que $AB \equiv BC$ e $CD \equiv DA$.

Vejamos como descrever graficamente, por meio de uma figura, esse quadrilátero. Primeiramente, devemos traçar $ABCD$ de modo que os ângulos $\angle B$ e $\angle D$ sejam retos, e que os referidos pares de lados tenham a mesma medida. Como não sabemos, inicialmente, se AB e AD são congruentes, não se deve utilizar a mesma marcação de congruência para ambos os pares de lados descritos no enunciado. Sendo assim, um exemplo de descrição do enunciado acima é apresentado na Figura 5.61.

Porém, é possível provar que um quadrilátero nas condições do enunciado é necessariamente um quadrado (um quadrilátero regular, conforme Seção 5.6, página 124). Em particular, após uma análise dos dados apresentados[17], é possível concluir que os lados AB e AD são congruentes.

---

[17]Para provar que $ABCD$ é um quadrado, basta traçar o segmento AC e dividir $ABCD$ em dois triângulos retângulos isósceles que, por possuírem a mesma hipotenusa, são necessariamente congruentes.

Em suma, embora tivéssemos utilizado marcações distintas para os pares de lados congruentes, pode-se concluir que, na verdade, todos os lados são congruentes. Sendo assim, marcações diferentes não devem ser associadas a comprimentos diferentes, mas sim, marcações iguais a comprimentos iguais.

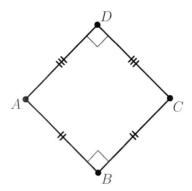

Figura 5.61: Exemplo de figura que descreve as condições enunciadas no exemplo 5.12

Com respeito à classificação em relação aos ângulos, um triângulo é *acutângulo* quando todos os seus ângulos internos forem agudos (Figura 5.62 (a)). Em linguagem matemática,

$$ABC \mid \widehat{A} < 90°, \ \widehat{B} < 90°, \ \widehat{C} < 90°$$

significa que ABC é acutângulo. Todo triângulo equilátero é acutângulo, pois seus ângulos internos medem $60°$.

Um triângulo é *obtusângulo* quando possuir um ângulo obtuso (Figura 5.62 (b)). Em linguagem matemática, a frase

$$ABC \mid 90° < \widehat{A} < 180°$$

expressa que ABC é obtusângulo em A. Nota-se que, caso um triângulo seja obtusângulo, é sempre possível renomear seus vértices de modo que o ângulo obtuso tenha vértice em A. Como a soma das medidas dos ângulos internos de todo triângulo é $180°$, se um triângulo é obtusângulo, então ele possui exatamente um ângulo obtuso, e os outros dois são agudos.

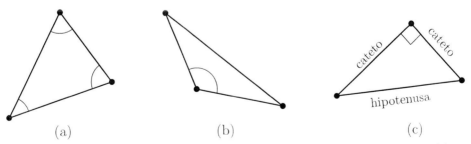

Figura 5.62: Um triângulo acutângulo (a), um obtusângulo (b) e um retângulo (c)

Por sua vez, um triângulo é *retângulo* quando possuir um ângulo reto (Figura 5.62 (c)). Em linguagem matemática, a frase

$$ABC \mid \widehat{A} = 90°$$

indica que ABC é retângulo em A. Caso um triângulo seja retângulo, é sempre possível renomear seus vértices de modo que o ângulo obtuso tenha vértice em A. Os lados adjacentes ao ângulo reto são denominados *catetos* e o lado oposto ao ângulo reto, a *hipotenusa* do triângulo retângulo. Novamente, pela soma das medidas dos ângulos internos ser $180°$, conclui-se que todo triângulo retângulo possui exatamente um ângulo reto, e os outros dois são agudos.

Em suma, podemos representar a *taxonomia*[18] dos triângulos por meio do diagrama a seguir.

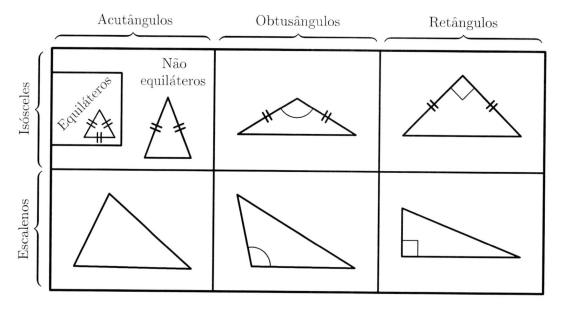

Figura 5.63: Taxonomia dos triângulos

5.5.2 Congruência e Semelhança de triângulos

Embora já tenhamos tratado da congruência de polígonos na Subseção 5.4.2, página 105, abordamos agora o caso particular dos triângulos. Tem-se que dois triângulos são *congruentes* quando existe uma correspondência biunívoca entre seus vértices, de modo que os respectivos ângulos sejam congruentes e os respectivos lados também. A frase $ABC \equiv DEF$ significa que estes dois triângulos são congruentes (mas não necessariamente iguais).

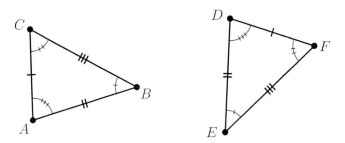

Figura 5.64: $ABC \equiv DEF$

---

[18] *Taxonomia* significa *classificação*.

Verificar, a partir da definição, que dois triângulos são congruentes pode não ser uma tarefa fácil, visto que é preciso encontrar uma correspondência entre os vértices, de modo que seis congruências (três entre lados, e três entre ângulos) sejam satisfeitas. Porém, existem os chamados *critérios de congruência de triângulos*, que são extremamente úteis na verificação da congruência. Tais critérios nos dizem que somente é necessária a verificação de determinadas congruências de lados, ou de ângulos, para se concluir que dois triângulos são congruentes. Os cinco critérios, usualmente trabalhados no ensino básico, recebem nomes que facilitam a lembrança dos objetos (lados ou ângulos) os quais devem-se verificar as congruências, para daí se concluir se determinado par de triângulo é congruente.

Um dos mais utilizados é o chamado Critério Lado-ângulo-lado (conhecido como Critério LAL), um postulado, que diz que se dois triângulos possuem ordenadamente congruentes dois pares de lados, e os ângulos compreendidos entre eles, então esses triângulos são congruentes. A Figura 5.65 exemplifica esse critério.

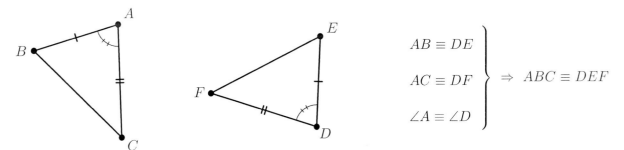

Figura 5.65: $ABC \equiv DEF$, por LAL

Todos os outros quatro critérios (a saber, Ângulo-lado-ângulo, ALA; Lado-lado-lado, LLL; Lado-ângulo-ângulo oposto, LAAo; e o caso especial para triângulos retângulos[19], CH) são proposições, podendo assim serem demonstrados (ver [10]).

O Critério Lado-lado-lado também é bastante utilizado, e nos diz que se três lados de um triângulo são congruentes aos três lados de um outro, então esses triângulos são congruentes. Em particular, conclui-se que os três ângulos de um são congruentes aos respectivos três do outro. Sendo assim, poderíamos nos perguntar se não caberia definir, por ser mais simples, que dois triângulos são congruentes quando os três lados de um forem congruentes aos três do outro. Bem, desaconselha-se utilizar esta como definição, pois toda definição deve guardar consigo a essencialidade do objeto a ser definido [20] (neste caso, a congruência).

Consequentemente, sendo todo triângulo um polígono, deve-se buscar a definição apropriada a partir da apresentada para polígonos e, conforme visto na Subseção 5.4.2, ilustrado pela Figura 5.51, não se deve definir congruência entre polígonos pela mera verificação de seus lados.

Com respeito à semelhança, o mesmo tipo de discussão pode ser realizada. A frase $ABC \sim DEF$ significa que estes dois triângulos são semelhantes (isto é, que existe uma correspondência entre os vértices de modo que os respectivos ângulos são congruentes e os respectivos lados são proporcionais)

---

[19]O caso especial de congruência para triângulos retângulos recebe o nome CH, pois deve-se verificar se um cateto e a hipotenusa de um triângulo são congruentes a um cateto e à hipotenusa do outro.

116 *Introdução à Gramática da Linguagem Matemática*

e a razão de semelhança de ABC para DEF é usualmente nomeada pela letra k (página 108).

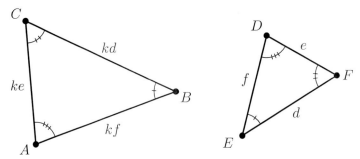

Figura 5.66: $ABC \sim DEF$ com razão de semelhança k

Conforme já observamos de modo mais geral para polígonos, dois triângulos congruentes são semelhantes (com razão de semelhança igual a 1), ou seja,

$$ABC \equiv DEF \Rightarrow ABC \sim DEF$$

De modo análogo que para a congruência, a semelhança também admite seus critérios que simplificam a verificação de que dois triângulos são semelhantes. O mais utilizado deles é o chamado Critério Ângulo-ângulo (conhecido como Critério AA$\sim$), que nos diz que se dois ângulos internos de um triângulo forem congruentes a dois do outro, então esses triângulos são semelhantes.

A Figura 5.67 exemplifica esse critério. Este, assim como os outros dois critérios (a saber, Lado-ângulo-lado, LAL$\sim$; e Lado-lado-lado, LLL$\sim$) são proposições, podendo, assim, serem provadas (ver [10]).

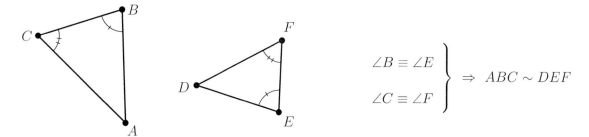

Figura 5.67: $ABC \sim DEF$, por AA$\sim$

5.5.3 Elementos notáveis de um triângulo

Alguns elementos, como pontos, segmentos, retas e círculos, estão especialmente associados a triângulos, e possuem nomenclaturas específicas.

Uma *mediana* de um triângulo é um segmento que liga um vértice ao ponto médio do lado oposto. Em outros termos, a *mediana de ABC relativa ao vértice A* (ou relativa ao lado BC), por exemplo, é o segmento AM_a, onde M_a é o ponto médio de BC. Em linguagem matemática,

$$ABC, AM_a \mid M_a \in BC, BM_a \equiv M_aC$$

indica que AM_a é mediana de ABC relativa ao vértice A. Nota-se que, por M_a ser ponto médio de BC, seu nome é dado pelo acréscimo do sufixo inferior a (relativo ao nome de seu vértice oposto A) à palavra M, que, conforme visto na página 72, é o nome usual para pontos médios.

Prova-se (ver [10]) que as três medianas de um triângulo se intersectam em um ponto, chamado de *baricentro* deste triângulo, que é usualmente denominado por G. Como as três medianas de um triângulo não são colineares duas a duas, em linguagem matemática, a frase

$$ABC,\, G \mid AM_a \cap BM_b \cap CM_c = \{G\}$$

significa que G é o baricentro de ABC. Este ponto é sempre interior ao triângulo.

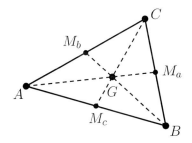

Figura 5.68: As medianas e o baricentro de ABC

Uma *altura* de um triângulo é qualquer segmento que liga perpendicularmente um de seus vértices à reta que contém o lado oposto (chamada de *reta suporte* desse lado). Em linguagem matemática, a frase

$$ABC,\, AH_a \mid H_a \in \overleftrightarrow{BC},\, \overleftrightarrow{AH_a} \perp \overleftrightarrow{BC} \tag{5.13}$$

significa que o segmento AH_a é altura de ABC *relativa ao vértice* A (ou relativa ao lado BC). A Figura 5.69 apresenta alguns exemplos.

Altura, em inglês, significa "height". Por esse motivo, certos elementos associados à altura são nomeados pela letra h (em vários estilos), possivelmente afixada. Por exemplo, o ponto H_a (obtido pela adição do sufixo inferior a à letra H), descrito na frase 5.13, é o nome do ponto de interseção entre a reta suporte do lado BC e o segmento que liga A a esta reta, perpendicularmente. Ele é dito o *pé da altura* relativa a A.

Por sua vez, a medida do segmento AH_a também é chamada de *altura* relativa ao vértice A (ou relativa à base BC), e é nomeada por h_a. Em linguagem matemática, tem-se $h_a = \overline{AH_a}$. Nota-se que, a palavra altura designa tanto um segmento quanto sua medida, sendo portanto um termo polissêmico. Observe que uma altura não é necessariamente interna ao triângulo, conforme Figura 5.69 (b).

Todo triângulo possui três alturas, uma relativa a cada base. Por esse motivo, não se deve falar sobre **a** altura de um triângulo, mas sim sobre **uma** altura dele. Ou então, é necessário ser explícito em relação a qual altura se está considerando. Por exemplo, **a altura relativa ao vértice** A, ou **a altura relativa ao lado** BC.

118 *Introdução à Gramática da Linguagem Matemática*

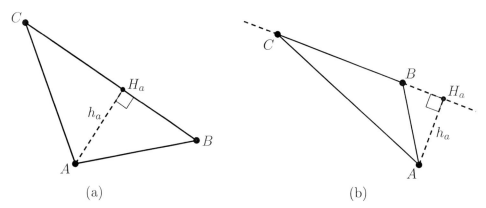

Figura 5.69: Altura de ABC relativa ao vértice A

A área de um triângulo (na verdade, conforme discussão realizada na página 100, por metonímia, nos referimos à área da região triangular demarcada por esse triângulo) pode ser calculada como a metade do produto da medida de uma base pela sua altura relativa (independentemente da base que se escolha). Em linguagem matemática, tem-se

$$A(ABC) = \frac{a h_a}{2} = \frac{b h_b}{2} = \frac{c h_c}{2}.$$

As retas que contêm as alturas de um triângulo se intersectam em um ponto (ver [10]) chamado *ortocentro*, que é usualmente nomeado por H. Como essas retas são duas a duas distintas, em linguagem matemática,

$$ABC, H \mid \overleftrightarrow{AH_a} \cap \overleftrightarrow{BH_b} \cap \overleftrightarrow{CH_c} = \{H\}.$$

expressa que H é o ortocentro de ABC. A Figura 5.70 ilustra as três possibilidades de posicionamento do ortocentro em relação ao triângulo: ele é interior ao triângulo acutângulo (a), coincide com o vértice que possui o ângulo reto em um triângulo retângulo (b), e é exterior ao triângulo obtusângulo (c).

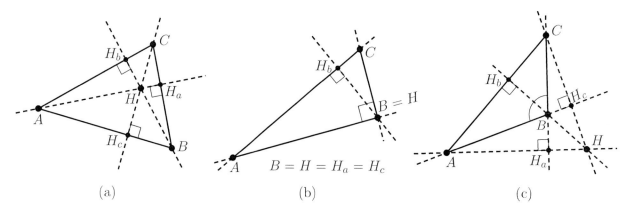

Figura 5.70: Ortocentro interior a ABC (a), coincidente com B (b) e exterior a ABC (c)

Uma *mediatriz de um triângulo* é uma mediatriz de qualquer de seus lados (conforme Exemplo 5.9, página 91). As três mediatrizes de um triângulo (denominadas m_a, m_b e m_c, relativas aos lados

BC, AC e AB, respectivamente) se intersectam em um ponto (ver [10]), chamado de *circuncentro* do triângulo. Normalmente utiliza-se O para nomear esse ponto, pois o mesmo coincide com o centro do círculo circunscrito ao triângulo. Conforme mencionamos anteriormente, na Seção 5.1, geralmente denominamos por R o raio desse círculo. Já que as três mediatrizes de um triângulo são duas a duas distintas, em linguagem matemática, a frase

$$ABC, O \mid m_a \cap m_b \cap m_c = \{O\}$$

significa que O é o circuncentro de ABC. A Figura 5.71 ilustra as três possibilidades de posicionamento do circuncentro em relação ao triângulo: ele é interior ao triângulo acutângulo (a), coincide com o ponto médio da hipotenusa em um triângulo retângulo (b), e é exterior ao triângulo obtusângulo (c).

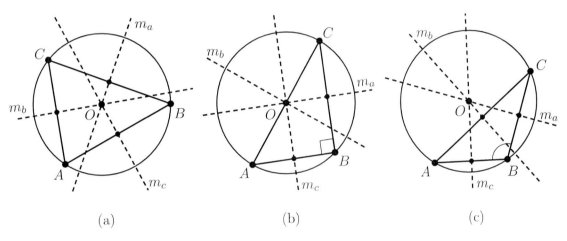

Figura 5.71: Circuncentro interior a ABC (a), coincidente com o ponto médio da hipotenusa (b) e exterior a ABC (c).

Uma *bissetriz interna* de um triângulo é um segmento que liga um de seus vértices ao lado oposto, e que divide o ângulo nesse vértice em dois ângulos congruentes. Em linguagem matemática,

$$ABC, AP_a \mid P_a \in BC, \angle BAP_a \equiv \angle CAP_a$$

significa que AP_a é bissetriz interna de ABC *relativa ao vértice* A (ou relativa ao lado BC), e o ponto P_a é dito *pé da bissetriz interna* de ABC relativa ao vértice A (ou relativa ao lado BC).

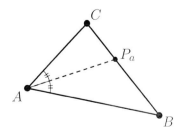

Figura 5.72: A bissetriz interna de ABC relativa a A.

As três bissetrizes de um triângulo se intersectam em um ponto chamado de *incentro* do triângulo (ver [10]). Usualmente, o nomeamos por I. Tem-se que este é o centro do círculo inscrito a esse triângulo, e geralmente denominamos por r o seu raio. Como as três bissetrizes não são colineares duas a duas, em linguagem matemática, a frase

$$ABC, I \mid AP_a \cap BP_b \cap CP_c = \{I\}$$

indica que I é o incentro de ABC. Este ponto é sempre interior ao triângulo.

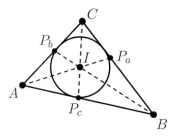

Figura 5.73: As três bissetrizes internas e o incentro ABC.

Cabe notar que os pontos de tangência da circunferência inscrita com o triângulo não são necessariamente coincidentes com os pés das bissetrizes.

5.6 Quadriláteros

Tratamos nesta seção a respeito de determinadas propriedades gramaticais relativas a quadriláteros, bem como dos principais tipos desses polígonos e de alguns de seus elementos.

Na Subseção 5.4.1 (página 101), vimos a expressão (5.11), que descreve, em linguagem matemática, a convexidade de um polígono de nome $A_1A_2\cdots A_n$. Nesta seção, tratamos de quadriláteros (não necessariamente são convexos), que usualmente são nomeados por $ABCD$. Para uma descrição mais simples da condição de convexidade, consideremos $A_1A_2A_3A_4$ um outro nome para o quadrilátero (sinônimo, portanto, de $ABCD$ com respeito à correspondência de vértices $A \leftrightarrow A_1$, $B \leftrightarrow A_2$, $C \leftrightarrow A_3$ e $D \leftrightarrow A_4$). Sendo assim,

$$A_1A_2A_3A_4 \mid \forall i \in \{1,2,3,4\}, \exists! k \in \{1,2\}, \{A_1, A_2, A_3, A_4\} \subset \alpha_{r_i}^k, \; r_i = \overleftrightarrow{A_iA_{i+1}}$$

significa que o quadrilátero $ABCD$ (ou, equivalentemente, $A_1A_2A_3A_4$) é convexo.

Nestes termos, um quadrilátero convexo cujos lados opostos são paralelos é chamado de *paralelogramo* (Figura 5.74). Em linguagem matemática,

$$A_1A_2A_3A_4 \mid \forall i \in \{1,2,3,4\}, \exists! k \in \{1,2\}, \{A_1, A_2, A_3, A_4\} \subset \alpha_{r_i}^k, \; r_i = \overleftrightarrow{A_iA_{i+1}}, \tag{5.14}$$

$$A_1A_2 // A_3A_4, \; A_2A_3 // A_4A_1 \tag{5.15}$$

indica que $ABCD$ (ou, equivalentemente, $A_1A_2A_3A_4$) é um paralelogramo. Nota-se que a frase (5.14) indica que $ABCD$ é convexo, e a (5.15) expressa a condição específica dos paralelogramos (a saber, a de que os lados opostos são paralelos). Porém, é possível verificar que a condição (5.15) é suficiente para garantir que $ABCD$ é convexo. Sendo assim, devido à correspondência de vértices utilizada, a condição de convexidade de $ABCD$ pode ser suprimida e, em linguagem matemática, a frase

$$ABCD \mid AB/\!/CD, \ BC/\!/DA \tag{5.16}$$

também descreve que $ABCD$ é um paralelogramo. Enfatizamos que a definição de paralelogramo é aquela apresentada pelas condições (5.14) e (5.15). Porém, como (5.16) é equivalente a essas, em termos práticos, daqui por diante, utilizamos (5.16).

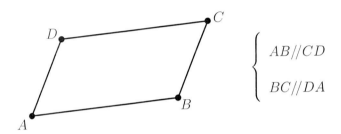

Figura 5.74: Paralelogramo $ABCD$

Dois lados de um paralelogramo são ditos *opostos* quando não forem adjacentes. Assim, os lados AB e CD são opostos em $ABCD$ (da mesma forma com BC e AD).

Exemplo 5.13. Vejamos a descrição, em linguagem matemática, de certas propriedades relativas a paralelogramos.

i) Os lados opostos de um paralelogramo são congruentes (Figura 5.75).

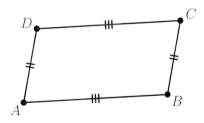

Figura 5.75: Lados opostos do paralelogramo $ABCD$

Com efeito, a frase acima pode ser descrita, em língua portuguesa, da seguinte maneira.

$$ABCD \mid AB/\!/CD, \ BC/\!/DA \ \Rightarrow \ AB \equiv CD, \ BC \equiv DA.$$

Convém observar que, existem quadriláteros cujos lados opostos são congruentes e que não são paralelogramos. São chamados de *antiparalelogramos* e são polígonos não simples.

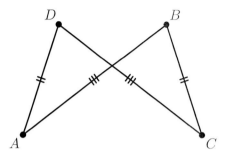

Figura 5.76: Antiparalelogramo $ABCD$

ii) As diagonais de um paralelogramo se intersectam em seus respectivos pontos médios (Figura 5.77).

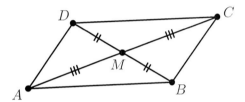

Figura 5.77: As diagonais do paralelogramo $ABCD$

As *diagonais* de um quadrilátero convexo são os segmentos que ligam um vértice a seu oposto (isto é, ao vértice não adjacente). Sendo assim, as diagonais de $ABCD$ são AC e BD, e a propriedade acima pode ser expressa, em linguagem matemática, por

$$ABCD \mid AB//CD, BC//DA \Rightarrow AC \cap BD = \{M\}, AM \equiv MC, BM \equiv MD.$$

Exemplo 5.14. Traduzamos a propriedade a seguir da linguagem matemática para a língua portuguesa.

$$ABCD \mid AB//CD, BC//DA \Rightarrow ABC \equiv CDA, ABD \equiv CDB.$$

De acordo com a descrição, o quadrilátero $ABCD$ é um paralelogramo. Por sua vez, a frase $ABC \equiv CDA$ indica que foram considerados os triângulos ABC e CDA a partir de $ABCD$. Tais triângulos são obtidos pelo traço da diagonal AC. A outra congruência também pode ser analisada, de modo análogo, com respeito a segunda diagonal BD. Sendo assim, a frase dada significa: "Toda diagonal de um paralelogramo o divide em dois triângulos congruentes."

Os lados opostos de um paralelogramos também são chamados de suas *bases*. Assim, todo paralelogramo possui dois pares de bases. Fixado um desses pares, pode-se considerar a distância entre esses lados paralelos (que corresponde ao comprimento do segmento que liga suas retas suportes perpendicularmente a ambas). Tal medida é denominada *altura* desse paralelogramo relativa a esse par de bases. Tem-se que a área de qualquer paralelogramo (na verdade, por metonímia, nos referimos à área da região poligonal demarcada por esse paralelogramo) pode ser calculada como o produto da medida de uma base pela sua altura relativa.

Dentre os paralelogramos, existem alguns que são notáveis. Um *retângulo* é um paralelogramo cujos ângulos são todos retos (Figura 5.78). Em linguagem matemática,

$$ABCD \mid AB//CD, BC//DA, \widehat{A} = \widehat{B} = \widehat{C} = \widehat{D} = 90° \tag{5.17}$$

significa que $ABCD$ é um retângulo. Todo polígono desse tipo é convexo, equiângulo e inscritível.

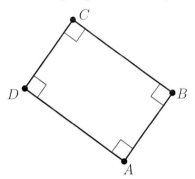

Figura 5.78: Retângulo $ABCD$

Na verdade, é possível verificar que um quadrilátero convexo é um retângulo se, e somente se, ele é equiângulo. Por sua vez, quadriláteros convexos equiângulos possuem todos os ângulos retos, pois a soma de seus ângulos internos é sempre 360°. Sendo assim, pode-se suprimir a condição de $ABCD$ ser paralelogramo na definição de retângulo, pois o fato de um quadrilátero convexo ser equiângulo (e, por conseguinte, possuir todos os ângulos retos) implica que ele é um paralelogramo. Em suma, em linguagem matemática,

$$ABCD \mid \widehat{A} = \widehat{B} = \widehat{C} = \widehat{D} = 90° \tag{5.18}$$

também descreve um retângulo $ABCD$. Salientamos que a definição de retângulo é aquela apresentada pela frase (5.17). Porém, como esta equivale a (5.18), que é mais simples, daqui por diante, utilizamos (5.18) para designar esse quadrilátero.

Como todo retângulo é um paralelogramo, sua área também é obtida pelo produto da medida de uma base pela sua altura relativa. Porém, esta altura coincide com a medida de um lado adjacente à base (visto que os lados adjacentes de um retângulo são perpendiculares). Assim, podemos dizer também que a área de um retângulo é obtida pelo produto das medidas de dois lados adjacentes.

Um *losango* é um paralelogramo equilátero (Figura 5.79). Em linguagem matemática, a frase

$$ABCD \mid AB//CD, BC//DA, AB \equiv BC \equiv CD \equiv DA$$

expressa que $ABCD$ é um losango.

É possível provar que um quadrilátero equilátero é necessariamente um paralelogramo e, consequentemente, um losango. Sendo assim, em termos práticos, pode-se suprimir a condição de o losango ser paralelogramo e considerar somente a condição de equilateralidade. Portanto, em linguagem matemática, a frase

$$ABCD \mid AB \equiv BC \equiv CD \equiv DA$$

também indica que $ABCD$ é um losango. Todo quadrilátero desse tipo é um polígono convexo, equilátero e circunscritível.

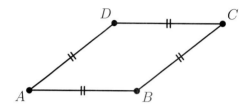

Figura 5.79: Losango $ABCD$

A área de um losango (como a de qualquer paralelogramo) também pode ser calculada como o produto da medida de uma base pela sua altura relativa. Porém, a expressão mais usada para o cálculo da sua área é dada pelo semiproduto (isto é, a metade do produto) das medidas de suas diagonais (veja página 5.6).

Um *quadrado* é um paralelogramo equiângulo e equilátero. Em linguagem matemática,

$$ABCD \mid AB//CD, BC//DA, \widehat{A} = \widehat{B} = \widehat{C} = \widehat{D} = 90°, AB \equiv BC \equiv CD \equiv DA$$

significa que $ABCD$ é um quadrado. Em outros termos, todo quadrado é um paralelogramo regular, sendo, simultaneamente, um retângulo e um losango.

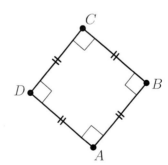

Figura 5.80: Quadrado $ABCD$

Novamente, a condição de $ABCD$ ser um paralelogramo pode ser suprimida, e, em linguagem matemática, a expressão

$$ABCD \mid \widehat{A} = \widehat{B} = \widehat{C} = \widehat{D} = 90°, \quad AB \equiv BC \equiv CD \equiv DA$$

também designa um quadrado. Todo polígono desse tipo é convexo, regular e bicêntrico.

A área de um quadrado, por este ser também um retângulo, equivale ao produto das medidas de dois lados adjacentes. Porém, estes lados adjacentes são congruentes. Portanto, a área de um quadrado é o quadrado da medida de um lado.

Trapézio é um quadrilátero convexo que possui dois lados paralelos (Figura 5.81)[20]. Necessariamente, tais dois lados precisam ser opostos (isto é, não adjacentes). Sendo assim, em linguagem matemática,

$$A_1A_2A_3A_4 \mid \forall i \in \{1,2,3,4\}, \exists! k \in \{1,2\}, \{A_1,A_2,A_3,A_4\} \subset \alpha_{r_i}^k, r_i = \overleftrightarrow{A_iA_{i+1}}, \quad (5.19)$$

$$A_1A_2 // A_3A_4 \quad (5.20)$$

indica que o quadrilátero convexo $ABCD$ é um trapézio, onde a expressão (5.19) indica a convexidade, e (5.20) expressa a condição específica dos trapézios (a saber, que ele possui dois lados paralelos). Nota-se que, em todo trapézio, é sempre possível renomear seus vértices de modo que seus lados paralelos sejam AB e CD.

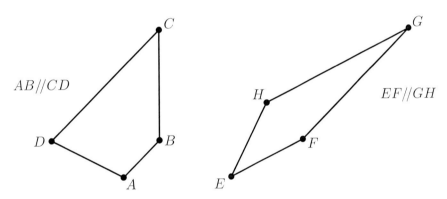

Figura 5.81: Trapézios $ABCD$ e $EFGH$

Da definição de trapézio não podemos concluir que ele possua *apenas* dois lados paralelos, mas sim, *pelo menos* um par de lados. Portanto, todo quadrilátero convexo que possui dois pares de lados paralelos é um trapézio. Em suma, todo paralelogramo é um trapézio.

Os lados paralelos de um trapézio são ditos suas *bases* e os outros dois são suas *laterais*. Na Figura 5.81, os lados AB e CD são bases e AD e BC são laterais do trapézio $ABCD$. Fixada uma base, os ângulos internos do trapézio que são adjacentes a ela são ditos *ângulos da base* desse trapézio. Na Figura 5.81, $\angle A$ e $\angle B$ são ângulos da base AB e $\angle C$ e $\angle D$ são ângulos da base CD do trapézio $ABCD$.

No ensino básico, habitualmente, são tratados os polígonos convexos. Por esse motivo, e para facilitar a escrita de determinadas expressões em linguagem matemática, assumimos que, a partir de agora, todos os quadriláteros serão convexos. Deixamos para tomar tal atitude somente agora, para podermos trabalhar em um contexto mais geral, e sermos capazes de descrever as frases em linguagem

---

[20]Nota-se que um quadrilátero possuindo um par de lados paralelos não precisa ser necessariamente convexo. Na Figura 5.39 (b), página 99, caso tenhamos AD paralelo a BC, temos um quadrilátero não simples $ACBD$, que possui um par de lados paralelos, porém, ele não é um trapézio.

matemática em tal contexto. Sendo assim, passamos a omitir a condição de convexidade das expressões matemáticas, *e passamos a trabalhar exclusivamente no contexto dos polígonos convexos*.

Exemplo 5.15. Traduzir a seguinte propriedade de trapézios para a linguagem matemática. "Os ângulos adjacentes a cada lateral de um trapézio são suplementares."

Suponhamos que as bases de tal trapézio sejam AB e CD (caso as bases sejam os dois outros lados, a descrição é análoga). Nesse caso, pode-se descrever tal propriedade, em linguagem matemática, por:

$$ABCD \mid AB/\!/CD \Rightarrow \widehat{A} + \widehat{D} = \widehat{B} + \widehat{C} = 180°.$$

Os trapézios podem ser classificados basicamente em três tipos: escalenos, isósceles e retângulos. Trapézios *escalenos* são aqueles em que as laterais não são congruentes. Em linguagem matemática, $AD \not\equiv BC$ significa que o trapézio $ABCD$ de bases AB e CD é escaleno. Na Figura 5.81, sendo $AD \not\equiv BC$ e $EH \not\equiv FG$, temos que os trapézios $ABCD$ e $EFGH$ são escalenos.

Já os *isósceles*, são os trapézios cujas laterais são congruentes e os ângulos das bases são congruentes. Em linguagem matemática, a frase

$$ABCD \mid AB/\!/CD, AD \equiv BC, \angle A \equiv \angle B, \angle C \equiv \angle D$$

expressa que o trapézio $ABCD$, de bases AB e CD, é isósceles.

Em particular, todo retângulo é um trapézio isósceles. Por sua vez, todo paralelogramo não retângulo não é um trapézio isósceles, pois seus ângulos das bases não são congruentes (por serem suplementares e não retos). Prova-se que todo trapézio isósceles é inscritível.

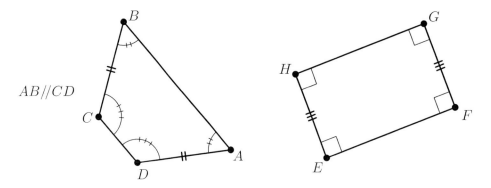

Figura 5.82: Trapézios isósceles $ABCD$ e $EFGH$

Utilizando-se a propriedade descrita no Exemplo 5.15, é possível provar que, caso os ângulos de uma base de um trapézio sejam congruentes, os ângulos da outra base também serão. Isto é, em linguagem matemática,

$$ABCD \mid AB/\!/CD, \angle A \equiv \angle B, \Rightarrow \angle C \equiv \angle D.$$

Na verdade, pode-se verificar mais do que isso. Se os ângulos de uma base de um trapézio são congruentes, as laterais desse trapézio também são congruentes. Em linguagem matemática

$$ABCD \mid AB//CD, \angle A \equiv \angle B, \Rightarrow BC \equiv AD.$$

Sendo assim, pode-se descrever um trapézio isósceles, em linguagem matemática, também pela frase

$$ABCD \mid AB//CD, \angle A \equiv \angle B,$$

embora esta não seja sua definição.

Exemplo 5.16. Traduzir para a língua portuguesa a seguinte frase que designa uma propriedade de certo quadrilátero convexo.

$$ABCD \mid AB//CD, \angle A \equiv \angle B \Rightarrow AC \equiv BD.$$

Notamos que o quadrilátero descrito se trata de um trapézio isósceles de bases AB e CD. Além disso, AC e BD designam suas diagonais. Sendo assim, concluímos que a frase acima pode ser traduzida como: "As diagonais de um trapézio isósceles são congruentes.".

Um trapézio *retângulo* é aquele que possui um ângulo reto. Segue da propriedade descrita no Exemplo 5.15 que todo trapézio retângulo possui dois ângulos adjacentes retos. Note que todo retângulo é um trapézio retângulo. Além disso, todo trapézio retângulo, que não é um retângulo, precisa ser escaleno.

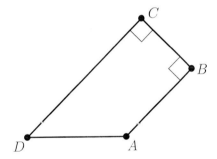

Figura 5.83: Trapézio retângulo $ABCD$

A *altura* de um trapézio qualquer (relativa a suas bases fixadas) é a distância entre as retas suportes de suas bases, ou seja, é a medida de um segmento que liga estas retas suportes perpendicularmente. A área de qualquer trapézio pode ser calculada como o produto da média aritmética das medidas das bases, pela altura relativa a elas.

Uma *pipa* (ou *deltóide*) é um quadrilátero convexo que possui dois pares disjuntos de lados adjacentes congruentes (Figura 5.84). A menos de uma renomeação dos nomes de seus vértices, toda pipa pode ser descrita, em linguagem matemática, pela frase

$$ABCD \mid AB \equiv BC, CD \equiv DA.$$

Todo losango é uma pipa, e prova-se que toda pipa é um polígono circunscritível.

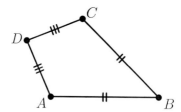

Figura 5.84: Pipa $ABCD$

Exemplo 5.17. Traduza para a língua portuguesa a seguinte propriedade de um certo quadrilátero convexo:

$$ABCD \mid AB \equiv BC, CD \equiv DA \Rightarrow AC \perp BD.$$

Nota-se que o quadrilátero $ABCD$ descrito é uma pipa, e que AC e BD são suas diagonais. Portanto, podemos traduzir a frase acima por: "As diagonais de uma pipa são perpendiculares.".

A área de uma pipa, assim como a de qualquer quadrilátero convexo que possua diagonais perpendiculares (como os losangos), é calculada pelo semiproduto das medidas de suas diagonais.

Para finalizar este capítulo, apresentamos na Figura 5.85 a *taxonomia de* dos quadriláteros **convexos**. Embora tenhamos tratado neste livro de polígonos mais gerais (como os não simples e os côncavos, e de alguns de seus adjetivos) na descrição que se segue, ilustramos os mesmos adjetivos, porém restritos ao contexto dos polígonos convexos.

Essa figura é constituída por um diagrama, onde as setas indicam que o polígono na sua origem é do tipo do polígono do seu extremo final. Por exemplo, conforme a ilustração, todo quadrado é losango, bicêntrico e retângulo. Na verdade, seguindo as setas, nota-se também que, por exemplo, todo losango é: pipa, paralelogramo, circunscritível, trapézio e convexo.

Também observa-se que os trapézios escalenos não fazem parte deste diagrama. Isto se deve ao fato de que a estrutura montada, conforme dito no parágrafo anterior, seja tal que *todo* polígono do tipo descrito na origem de uma seta seja do mesmo tipo do ilustrado na sua extremidade final. Porém, nenhum dos tipos de polígonos trabalhados neste material é do tipo trapézio escaleno (só ele mesmo), fazendo com que nenhuma seta tenha este como extremidade final. Além disso, estes quadriláteros só estariam ligados aos próprios trapézios.

Capítulo 5 - O Geometriquês **129**

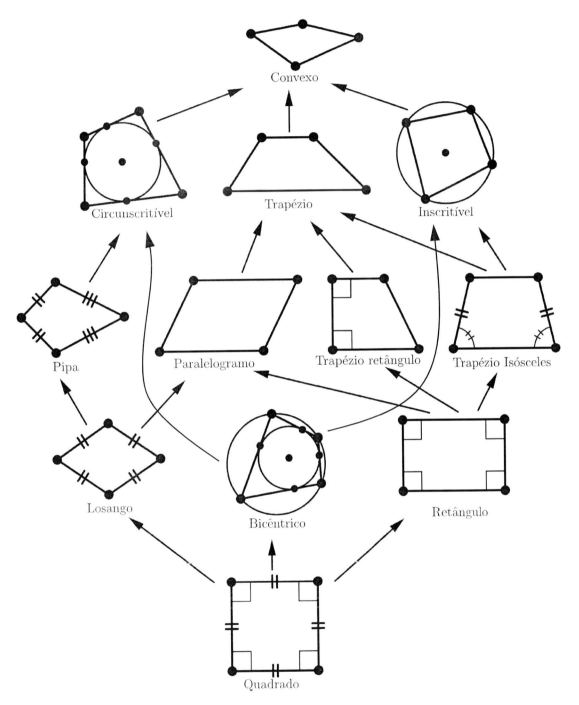

Figura 5.85: Taxonomia dos quadriláteros convexos

5.7 Exercícios

1) Em cada item, determine o significado da palavra indicada, conforme nomenclatura abordada no texto.

   a) C g) $\overrightarrow{OD}$ m) $\stackrel{\frown}{BED}$

   b) s h) $\angle CPD$ n) $m(\stackrel{\frown}{ACD})$

   c) $\overleftrightarrow{CA}$ i) $B\hat{O}A$ o) $\ell(\stackrel{\frown}{BAC})$

   d) β j) $d(B,C)$ p) $ACPE$

   e) BC k) $d(P,t)$ q) $ABCDE$

   f) $\overline{BC}$ l) $\Gamma(O,r)$ r) $A(ABC)$

2) Em cada item a seguir, determine o(s) erro(s) gramatical(is) na frase e corrija-a.

   a) $A \subset r$ e) $\angle AOB = 32°$

   b) $r \in \alpha$ f) $AB = 10cm$

   c) $r \cap s = A$ g) $\overrightarrow{AB} \cap \overrightarrow{BA} = \overline{AB}$

   d) $\alpha \cap \beta = \{r\}$ h) $\Gamma \cap s = \{\emptyset\}$

3) Em cada item a seguir, apresentamos uma definição em Geometria Euclidiana. Descreva, em linguagem matemática, as frases que expressam tais definições.

   a) Duas retas são *coplanares* quando existe um plano que as contém.

   b) Duas retas são *não coplanares* quando não existir um plano que as contém.

   c) A *distância entre duas retas paralelas* é a medida de qualquer segmento que liga essas retas perpendicularmente a ambas.

   d) Uma reta é *perpendicular* a um plano quando ela for ortogonal a qualquer reta contida nesse plano.

   e) A *distância entre um ponto e um plano* é a medida de um segmento que liga esse ponto ao plano perpendicularmente a este.

   f) O *ângulo* entre dois planos é o ângulo entre duas retas perpendiculares a cada um deles.

   g) A *distância* entre duas retas reversas é medida do segmento que as liga perpendicularmente a ambas.

   h) Uma *ceviana* de um triângulo é qualquer segmento que liga um vértice à reta suporte do lado oposto. (Escolha um dos vértices para descrever tal definição.)

Capítulo 5 - O Geometriquês **131**

i) Uma *base média* de um triângulo é qualquer segmento que liga os pontos médios de dois lados distintos.

j) Duas semirretas de mesma origem são *opostas* quando a união de ambas constituir uma reta.

4) Em cada item a seguir, apresentamos uma frase, em língua portuguesa, relativa à Geometria Euclidiana **Plana**. Descreva-a, em linguagem matemática. (Trabalhe no contexto dos quadriláteros convexos)

a) Em todo triângulo, a soma dos ângulos internos mede $180°$.

b) Uma reta sendo perpendicular a uma segunda, e esta, perpendicular a uma terceira, precisa ser necessariamente igual ou paralela a esta terceira.

c) A interseção entre, uma semirreta com origem num ponto e que passa por um segundo, e uma semirreta de origem neste ponto e que passa pelo primeiro, é um segmento de origem nesses dois pontos.

d) Toda reta concorrente com outra também é concorrente com as paralelas a esta.

e) Todo quadrilátero convexo que possui ângulos opostos suplementares é inscritível.

f) Em todo quadrilátero circunscritível, a soma das medidas dos lados opostos é a mesma.

g) Um quadrilátero convexo, cuja soma das medidas dos lados opostos é a mesma, é circunscritível.

h) Em todo triângulo equilátero, o baricentro, o ortocentro, o incentro e o circuncentro coincidem.

i) Todo trapézio isósceles possui diagonais congruentes.

j) Três pontos colineares, dois a dois distintos, não pertencem a uma mesma circunferência.

5) Traduza cada frase a seguir da linguagem matemática para a língua portuguesa, no contexto dos polígonos convexos em Geometria **Plana**.

a) $AB, CD \mid \nparallel r, AB \subset r, CD \subset r \Rightarrow (\exists P \mid AB \cap CD - \{P\}) \vee (AB \cap CD - \emptyset)$.

b) $ABCD \mid \exists \Gamma, A, B, C, D \in \Gamma \Rightarrow \widehat{A} + \widehat{C} = \widehat{B} + \widehat{D} = 180°$.

c) $ABCD \mid AB \equiv BC \equiv CD \equiv DA \Rightarrow AC \perp BD$.

d) $ABC \mid AB \equiv AC \Rightarrow \angle B \equiv \angle C$.

e) $ABCD \mid \widehat{A} = \widehat{B} = \widehat{C} = \widehat{D} = 90° \Rightarrow AC \equiv BC$.

6) Em cada item a seguir, apresentamos uma frase relativa à Geometria Euclidiana **Espacial**. Descreva-a, em linguagem matemática.

a) Duas retas paralelas determinam um plano.

b) Por um ponto fora de um plano, passa uma única reta perpendicular a este.

c) Existe uma única reta que é perpendicular a duas retas reversas fixadas.

132 *Introdução à Gramática da Linguagem Matemática*

d) A distância entre dois planos secantes é nula.

e) A distância entre duas retas concorrentes nula.

f) O ângulo entre duas retas paralelas é nulo.

g) Por um ponto fora de um plano, passa um único plano paralelo a este.

7) Descreva, em linguagem matemática, a frase que indica que um polígono é:

a) não simples.

b) não convexo.

c) regular.

Apêndice A

Palavras antônimas

Como dito antes, segundo o dicionário Michaelis [16], *antônimo* é uma "palavra, expressão ou unidade linguística de significado *contrário* ou incompatível ao de outra" (grifo nosso). Além disso, os antônimos podem ser formados por prefixos de negação (como *in* em *in*feliz ou *des* em *des*organizado, negando o fato de ser feliz ou organizado, respectivamente), ou por meio de prefixos (um afixo) de sentidos opostos (como *bem* e *mal*, em *bem*dizer e *mal*dizer).

Por outro lado, algo *positivo* é real, é verdadeiro, existe, é bom, representa um "ganho", um "acréscimo", etc. Contrariamente, algo *negativo* (a negação de algo positivo) não é verdadeiro, caracteriza a não existência (a falta), representa uma "perda", um "decréscimo", etc.

Em linguagem matemática, foram identificados, como na língua portuguesa, palavras antônimas formadas por derivação por afixação (descritos na Seção A.1), bem como palavras diferentes que exprimem oposição (Seção A.2). Boa parte das palavras antônimas são relacionadas à noção de inverso (elemento inverso (ou oposto), operação inversa, etc.).

A.1 Antonímia por afixação

Foram identificados diferentes afixos de negação (prefixo, sobrefixo, suprafixo), Subseção A.1.1, assim como afixos de sentidos opostos, Subseção A.1.3. Além disso, identificou-se a antonímia por meio de um *afixo de oposição*, Subseção A.1.2.

A.1.1 Afixos de negação

Nos diversos dialetos foram identificados diferentes afixos de negação.

1. *prefixo*:

    1.a) Em *Aritmetiquês*, como em *Algebrês*, o prefixo "$-$", acrescido a uma palavra ou a uma locução, que representa uma quantidade, indica seu simétrico (ou seu oposto). Por exemplo, as palavras

    $$-3, \quad -\frac{7}{5}, \quad -0,365, \quad -(a+b), \quad -(3x)^2, \quad -(-4,\overline{51})$$

134 *Introdução à Gramática da Linguagem Matemática*

representam, respectivamente, os simétricos de

$$3, \quad \frac{7}{5}, \quad a+b, \quad (3x)^2, \quad -4,\overline{51}, \quad 0,365.$$

Desta forma, as palavras 3 e -3, $\quad \frac{7}{5}$ e $-\frac{7}{5}$, $\quad a+b$ e $-(a+b)$, $\quad (3x)^2$ e $-(3x)^2$, $-4,\overline{51}$ e $-(-4,\overline{51})$ assim como $0,365$ e $-0,365$ são antônimas.

Os valores positivos indicam acréscimo, ganho, crescimento, ao passo que os valores negativos indicam decréscimo, perda ou falta, decrescimento[1].

1.b) em *Logiquês*, o prefixo "$\sim$", acrescido a uma proposição simples ou composta, indica o sentido oposto da palavra original. Assim, se uma proposição lógica, representada por p, é verdadeira, a proposição $\sim p$ é falsa; por outro lado, se p é falsa, a proposição $\sim p$ é verdadeira.

Por exemplo, a proposição composta $P : p \vee q$ representa a disjunção de p e q e indica a opção de *pelo menos uma* dentre as proposições simples, p e q, ser verdadeira; P é então verdadeira nestes casos. Sua negação, $\sim P$, ou equivalentemente $\sim(p \vee q)$, é verdadeira quando P for falsa; ou seja, quando **nem** p, **nem** q for verdadeira (isto é, $\sim p \wedge \sim q$). Desta forma, $p \vee q$ e $\sim(p \vee q)$ são antônimas (assim como $p \vee q$ e $\sim p \wedge \sim q$).

2. *sobrefixo*: O sobrefixo "/":

2.a) em *Algebrês* e em *Geometriquês*,, acrescido a uma palavra que indica relação (entre valores, entre conjuntos, entre elementos e conjunto) indica a não existência de tal relação. Por exemplo:

- $x \notin \mathbb{Z}$ indica que x **não** é um número inteiro; isto é, **não pertence** ao conjunto dos números inteiros;

- $A \nsubseteq B$ indica que A **não** é um subconjunto de B; em outros termos, há elementos em A que não pertencem a B e, portanto, A **não está contido** em B;

- $x \neq y$ indica que x **não** é igual a y (isto é, são *diferentes*; a leitura da palavra $\neq$);

- $AB \not\equiv CD$ indica que os segmentos AB e CD **não** são congruentes; isto é, AB e CD **não** possuem a mesma medida.

  Desta forma, as palavras $\in$ e $\notin$, $\quad \subseteq$ e $\nsubseteq$, $\quad =$ e $\neq$, assim como $\equiv$ e $\not\equiv$ são antônimas.

2.b) em *Logiquês*, acrescido ao quantificador existencial $\exists$, indica literalmente a não existência de elementos que satisfaçam a uma determinada propriedade. Assim, $\exists$ e $\nexists$ são antônimas.

---

[1]Em Cálculo, a derivada de uma função em uma vizinhança de um ponto ser positiva (negativa), isto é, o coeficiente angular da reta tangente ao gráfico da função em uma vizinhança deste ponto ser positivo (negativo), indica que a função é crescente (decrescente) nesta vizinhança.

3. *suprafixo*: Em *Algebrês*, o suprafixo "—", acrescido ao nome ou a um identificador de um conjunto, representa o *complementar* deste conjunto. Por exemplo, $\overline{A}$ representa o conjunto dos elementos, pertencentes ao universo ($\mathcal{U}$) de A e que **não** pertencem a A. Assim, se A representa o conjunto dos números naturais pares, $\overline{A}$ representa o conjunto dos números naturais que **não** são pares (isto é, os ímpares). Em linguagem matemática,

$$\mathcal{U} = \mathbb{N}, \quad A = \{j \in \mathbb{N} \mid \exists\, k \in \mathbb{N}, j = 2k\},$$

o complementar de A é então descrito como

$$\overline{A} = \{j \in \mathbb{N} \mid \nexists\, k \in \mathbb{N}, j = 2k\}.$$

Vale observar que uma maneira de determinar o complementar de um conjunto é por meio da operação de *diferença* entre conjuntos. Em outros termos,

$$\overline{A} = \mathcal{U} \setminus A,$$

onde a letra "$\setminus$" é o operador relativo à operação *diferença* entre conjuntos.

A *diferença* entre dois conjuntos A e B corresponde aos elementos de A que **não** pertencem a B. Em linguagem matemática,

$$A \setminus B \;=\; \{x \mid x \in A \wedge x \notin B\}.$$

Assim,

$$\overline{A} = \mathcal{U} \setminus A = \{x \mid x \in \mathcal{U} \wedge x \notin A\}.$$

No exemplo, os números naturais que **não** são pares, como dito inicialmente.

Vale observar ainda que, como para a diferença entre números, a diferença entre conjuntos é obtida por uma operação relacionada com a noção de antônimo[2]. É o que se denomina *verticalidade de conceitos* [8].

A.1.2 Afixo de Oposição

Como visto anteriormente (página 12), na língua portuguesa, um prefixo de oposição não caracteriza necessariamente um antônimo, apenas uma ideia de "contrariedade" (como em *anti*oxidante ou *contra*senso) ou "inversão", "sentido contrário" (como em *anti-horário* ou *contra*mão). Na linguagem matemática, foi identificado um *afixo de oposição* que indica "inverso", sem, contudo, ser uma negação: o sufixo superior "-1" em 2^{-1}, como antônimo de 2.

---

[2]Lembrando que a diferença numérica é o resultado da operação, de subtração que consiste em uma adição de um número com o oposto (o antônimo) de outro (página 27).

136 *Introdução à Gramática da Linguagem Matemática*

A palavra "−1", quando utilizada como um sufixo superior, indica o *inverso de*. Seguem alguns casos:

1. O primeiro contato com o *elemento inverso* ocorre quando se estuda as propriedades das operações de adição e multiplicação, sobre o conjunto dos números racionais (7° ano). Diz-se então que o *elemento inverso*[3] de um número racional $\frac{a}{b} \neq 0$ é um número racional $\frac{c}{d}$ tal que $\frac{a}{b} \times \frac{c}{d} = 1$, lembrando que 1 é o elemento neutro da multiplicação sobre os racionais.

2. Mais adiante, ao estudar funções compostas, define-se *função inversa*[4], (1° ano do Ensino Médio) e, posteriormente "conclui-se"[5] que, *se f é uma função bijetiva de A em A e g é sua inversa (g é uma função bijetiva de A em A), então $f \circ g = I$ e $g \circ f = I$*, lembrando que a I representa a função identidade.

   Analisando por partes, tem-se:

   2.a) $f : A \to A$ e $g : A \to A$, ambas bijetivas; define-se função composta de f e g, respectivamente, por

   $$(f \circ g) : A \to A$$
   $$x \mapsto f(g(x))$$

   isto é, $(f \circ g)(x) = f(g(x)), \forall\, x \in A$

   2.b) Por outro lado, $I : A \to A$ (a função *identidade*) é tal que $I(x) = x$, $\forall x \in A$.

   2.c) Desta forma, $I \circ f$ corresponde a

   $$(I \circ f)(x) = I(f(x)) = f(x).$$

   Do mesmo modo que $f \circ I$ corresponde a

   $$(f \circ I)(x) = f(I(x)) = f(x).$$

   Assim, a função identidade corresponde ao *elemento neutro* da operação de composição de funções.

   Em conclusão, o *elemento inverso* de uma função f (bijetiva) é uma função g (bijetiva) tal que $f \circ g = I$ e $g \circ f = I$, com I (a função identidade) o elemento neutro da operação de composição de funções.

3. No estudo das operações com matrizes quadradas de ordem n (isto é, matrizes pertencentes ao conjunto $\mathcal{M}_n$), tem-se que uma matriz A é *inversível* [15], se existir uma matriz B tal que $AB = BA = I$, lembrando que I é a matriz identidade de ordem n, que é o elemento neutro da operação de multiplicação de matrizes (isto é, $AI = IA = A$, $\forall A \in \mathcal{M}_n$).

---

[3] Adaptado de [14].

[4] Adaptado de [14]

[5] Este é um dos casos em que se apresenta um definição como se fora uma propriedade. Em [20], podem ser encontrados outros casos em que se "confunde" *definição* e *propriedade*.

A cada momento "nomeia-se" o elemento inverso acrescentando o sufixo superior "-1"; isto é,

a) o inverso de $x \in Q^*$ é representado por x^{-1};

b) a inversa de uma função f, bijetiva, é representada por f^{-1};

c) a inversa de uma matriz quadrada M, com determinante não nulo [5], é representada por M^{-1}.

Generalizando, se uma operação comutativa, de natureza multiplicativa (representada por "$\times$"), sobre um conjunto X, possuir um elemento neutro (representado aqui por "1") e se para cada elemento x de X, existe um elemento específico (digamos x') em X tal que $x \times x' = 1$, então x' é dito o *elemento inverso* de x, nesta operação, e é **gramaticalmente** representado pelo acréscimo do sufixo superior "-1" à palavra x (que representa o elemento em questão); ou seja, $x^{-1} = x'$. Em outros termos,

$$x \times x^{-1} = 1$$

indica que x^{-1} é o inverso de x.

O que, normalmente, ocorre nos livros é que se define o elemento inverso e, posteriormente, se diz que este elemento "possui a propriedade" que, na verdade, é a sua definição. Por exemplo, em alguns livros, se diz que

- *O inverso de um número complexo[6] z, notado por z^{-1}, é determinado por $z^{-1} = \dfrac{1}{z}$.*

- *Para calcular o inverso de $z = a + bi$, procede-se da seguinte forma[7]:*

$$\frac{1}{z} = \frac{1}{a + bi} = \frac{a - bi}{(a + bi)(a - bi)} = \frac{a - bi}{a^2 + b^2}$$

E conclui, dizendo: *Observa-se que $z \times z^{-1} = 1$.*

Este tipo de abordagem, além de estar *gramaticalmente* inadequado, leva a dúvidas do tipo *"Qual a diferença entre $f^{-1}(x)$ e $(f(x))^{-1}$? Qual destas expressões é "igual" a $\dfrac{1}{f(x)}$? E por quê?".*

Analisando gramaticalmente estas palavras, tem-se que

- $f^{-1}(x)$ corresponde à inversa da função f, aplicada no ponto x (desde que f seja bijetiva);

  enquanto que,

- $(f(x))^{-1}$ corresponde ao inverso do valor da função f aplicada no ponto x (desde que $f(x) \neq 0$).

---

[6]Observe que z é uma palavra polissêmica, que representa, além de variáveis reais, uma constante complexa desconhecida.

[7]Sem dizer o porquê de ter multiplicado $\frac{1}{z}$ por $\frac{a-bi}{a-bi}$!!

138 *Introdução à Gramática da Linguagem Matemática*

A.1.3 Afixos de sentidos opostos

Foram ainda identificados diferentes afixos de sentidos opostos, nos diversos dialetos.

1. Na língua portuguesa, o antônimo de "antecessor" é "sucessor". Ora, em linguagem matemática, o antecessor de um valor numérico inteiro é descrito pelo acréscimo do sufixo locucional "− 1", enquanto que o sucessor de um valor numérico inteiro é descrito pelo acréscimo do sufixo locucional "+ 1". Mas, como dito antes (página 46), estes sufixos indicam a subtração (ou a adição) de 1 unidade ao valor identificado pela palavra primitiva. E a subtração é a operação inversa da adição. Assim, os sufixos locucionais "− 1" e "+ 1" são afixos de sentidos opostos.

2. Como visto no Capítulo 3 (página 42), múltiplos e submúltiplos são palavras antônimas, formadas por afixos de sentido oposto.

   De fato, um múltiplo de um número é representado por uma palavra cujo prefixo é uma constante inteira que indica um fator *multiplicador*, por exemplo, kx. Um submúltiplo, por sua vez, é representado por uma palavra cujo infrafixo indica um fator *divisor*, por exemplo, $\frac{x}{k}$. No entanto, um submúltiplo $\frac{x}{k}$ pode ser equivalentemente descrito pelo seu identificador $\frac{1}{k} \times x$, assim como um múltiplo pode ser descrito pelo seu identificador $k \times x$). Assim, a antonímia se dá quando os identificadores de um múltiplo e de um submúltiplo contêm elementos inversos como fatores, conforme Tabela A.1.

Tabela A.1: Múltiplos e submúltiplos

k	múltiplo	k^{-1}	submúltiplo
2	dobro	$2^{-1} = \frac{1}{2}$	metade
3	triplo	$3^{-1} = \frac{1}{3}$	terça parte
4	quádruplo	$4^{-1} = \frac{1}{4}$	quarta parte
5	quíntuplo	$5^{-1} = \frac{1}{5}$	quinta parte

A.2 Antonímia por palavras que exprimem oposição

Como visto no Capítulo 1, página 11, há antônimos que são palavras com radicais diferentes que exprimem uma relação de oposição. Em linguagem matemática, os operadores relacionais que representam uma relação de ordem ($>$, *maior do que*; e $<$, *menor do que*) são exemplos de palavras antônimas[8] diferentes (de "radicais" diferentes).

Além disso, na Seção 2.2, página 26, observou-se que as operações elementares de mesma natureza (aditiva [21] ou multiplicativa [13]), permitem representar situações *opostas*; as palavras da linguagem matemática que as representam são então palavras *antônimas*.

---

[8]Vide página 35.

Apêndice A - Palavras antônimas **139**

1. "+" e "−":

1.a) Uma das categorias das *estruturas aditivas* é a da *transformação* (passagem de um estado inicial para um estado final): se esta transformação caracteriza um *ganho* ou um *acréscimo*, ela é descrita pela operação de *adição*, representada pelo operador "+"; se "ao contrário", ela caracteriza uma *perda* ou um *decréscimo*, ela é descrita pela operação de *subtração*, representada pelo operador "−";

1.b) Uma outra categoria das *estruturas aditivas* é a da *composição*: a Figura 1.2 (página 9) ilustra a composição de um conjunto formado por duas partes; ou seja, *acrescentar*, a uma das partes, a outra parte. Esta situação é descrita pela operação de adição.

Um outro exemplo seria o de determinar o número de sobremesas[9] a escolher, em um restaurante, se há apenas m opções de doces e n opções de frutas (neste caso, $m + n$).

Por outro lado, se o "todo" e "uma das partes" são conhecidos, para determinar "a outra parte", é necessário identificar quanto *falta* à parte conhecida para se forma o "todo"; e esta situação é descrita pela operação de subtração (página 27). No exemplo do restaurante, supondo que há um total de 12 opções de sobremesa; se delas, 7 são doces, determinar a quantidade de opções de frutas corresponde a determinar a *diferença* (resultado da operação *subtração*) entre o número "total de sobremesas" e o número (conhecido) de doces; isto é, $12 - 7$. É a noção de "quanto falta a 7 unidades para chegar a 12; ou seja, quanto falta ao *subtraendo* para chegar ao *minuendo* (conforme página 2), ou ainda quanto falta à *quantidade conhecida* para chegar ao *todo*".

2. "×" e "÷":

2.a) Uma das categorias das *estruturas multiplicativas* é a do *produto cartesiano* (quando são combinadas duas grandezas, não necessariamente de um mesmo conjunto). No exemplo do restaurante, descrito no item anterior, se o restaurante fizer uma promoção de duas sobremesas por cliente, sendo um doce e uma fruta, determinar o número de opções de escolha possíveis[10] que um cliente tem, corresponde a determinar o número de elementos do *produto* cartesiano[11] do conjunto dos doces (D) pelo conjunto das frutas (F); isto é, $|D \times F|$ (neste caso, $|D| = m$, $|F| = n$; logo $|D \times F| = |D| \times |F| = mn$). No exemplo, haveria 35 opções, tendo em vista que $m = 7$ e $n = 5$ (resultado da operação $12 - 7 = 5$).

Por outro lado, se o número de combinação de doces e frutas (35, no caso) fosse conhecido assim como o número de opções de doces (no caso 7), determinar o número de frutas

---

[9]Este é um exemplo de um problema de Combinatória, muitas vezes utilizado para apresentar o *Princípio* **Aditivo** *da Contagem*.

[10]Este é também um exemplo de um problema de Combinatória, muitas vezes utilizado para apresentar o *Princípio* **Multiplicativo** *da Contagem*, indicando o número de "escolhas sucessivas" (que como visto na página 31, é um problema de natureza comutativa; isto é, $|D \times F| = |F \times D|$).

[11]Vale observar o caráter polissêmico da palavra "×" que além do *produto cartesiano*, representa também a *multiplicação* de valores numéricos assim como a *multiplicação* de matrizes.

140 *Introdução à Gramática da Linguagem Matemática*

corresponde a efetuar uma operação de divisão entre o número total de opções e o número de opções de doces[12]; este cálculo resultaria em 5 doces (o quociente de 35 por 7).

2.b) Uma outra categoria das *estruturas multiplicativas* é a *comparação multiplicativa* (relacionada à noção de razão). Supondo que no restaurante dos exemplos precedentes, comprado fora da promoção, um doce qualquer custa o dobro do preço de uma fruta qualquer (isto é, $d_i = 2f_j$), determinar o preço desta fruta, sabendo o preço deste doce, corresponde a calcular a metade do preço do doce (ou seja, $f_j = \frac{d_i}{2}$, que corresponde a $d_i \div 2$).

---

[12]Isto corresponde comparar esta situação a um problema de proporção simples, a divisão por cota (vide [13]).

Apêndice B

Representação da ausência

Em algumas partes deste material, foi citado (página 23) "o 0 indicando o fato de *não haver* quantidade inteira", "$37, 0$ (visto que um número inteiro *não possui* parte fracionária)" ou (página 34) "0 aqui significando *ausência* de diferença", ou ainda "valores ***iguais*** (página 35), corresponde à *diferença* entre eles *valer* 0 (isto é, *não haver diferença*)".

Segundo Ferreira et al [11], a criação do zero pode ser atribuída a diversos povos, tendo em vista a necessidade sentida por eles de representar o *nada*, o *vazio* (ou a "ausência"). A palavra "zero" se origina de traduções de "sunya", do sânscrito, (um dos idiomas do povo indiano) para o árabe (*sifr*), que deu origem a duas palavras latinas atuais: "zero" e "cifra". Uma das funções (e a mais importante) do zero é a representação de uma casa "vazia" na representação no sistema de representação (posicional) decimal.

Esta concepção do "0" representar a "ausência" de valores é de suma importância (sendo inclusive citada por Ferreira como "uma das maiores descobertas da humanidade") e permite uma análise *gramatical* dos significados *ausência* de diferença, *ausência* de parte inteira e *ausência* de parte decimal.

Respostas de Exercícios Selecionados

Capítulo 2

1) a) $5^3 + 7^2 = 174$ b) $(12)^2 - \sqrt{25} = 139$

2) a) O produto de quatro por três é igual à soma de dez com 2.

   b) A metade de dezesseis é igual ao dobro de 4.

3) a) -3^2 significa o simétrico do quadrado de três, enquanto que $(-3)^2$ significa o quadrado do simétrico de três.

4) a) A resposta certa é 41, pois trata-se da diferença entre a soma de dois com o produto de oito por cinco, e um.

   b) 40 corresponde ao produto da soma de dois com oito pela diferença entre cinco e um. Sendo assim, a expressão deve ser pontuada da seguinte forma $(2 + 8) \times (5 - 1)$.

Capítulo 3

1) a) $n + (n + 1) + ((n + 1) + 1) = 3k$ ou $(n - 1) + n + (n + 1) = 3k$

   b) $n \in \mathbb{N} \mid 4 < n < 7$

   e) $x \in \mathbb{R} \mid 4 \leq x \leq 7$

   f) $\{n \in \mathbb{N} \mid 4 < n < 7\}$

   i) $\{x \in \mathbb{R} \mid 4 \leq x \leq 7\}$ ou $[4, \ 7]$

   j) $\{x \in \mathbb{R} \mid 4 < n \leq 7\}$ ou $(4, \ 7]$

2) a) sinônimas; a primeira significa "um meio de 'xis' " e a segunda, "a metade de 'xis' " (a primeira é um identificador; a segunda é o nome).

144 *Introdução à Gramática da Linguagem Matemática*

b) equivalentes; são dois identificadores do de 4

c) sinônimas; ambas representam o número de elementos do conjunto A.

3) a) a primeira corresponde ao quíntuplo do inverso de "xis", enquanto que a segunda significa o inverso do quíntuplo de "xis".

c) a primeira corresponde à soma de 'a' com o produto de "bê" por "cê", enquanto que a segunda corresponde ao produto da soma de "a" com "bê", por "cê".

(*Obs*: Nos dois casos, há uma metonímia, comum em *Algebrês*.)

d) a primeira corresponde ao número de elementos do produto cartesiano do conjunto A pelo conjunto B, enquanto que a segunda significa o produto do número de elementos do conjunto A pelo número de elementos do conjunto B.

ou, em outro contexto,

a primeira corresponde ao o determinante do produto da matriz A pela matriz B, enquanto que a segunda significa o produto do determinante da matriz A pelo determinante da matriz B.

4) a) Esta expressão diz que a adição de um número par $2n$ com 3, que é ímpar, resulta em 80, que é par. Isto é impossível, pela propriedade que diz que a soma de um número par com um número ímpar é um número ímpar.

(*Obs*: Vale observar que a incógnita n representa um número natural. Se a expressão fosse $2a + 3 = 12$, a equação teria solução, pois a representa um valor, desconhecido, real)

5) a) $\leq$ não representa uma relação entre conjuntos; o correto é $A \subseteq B \Rightarrow |A| \leq |B|$

b) $\in$ não representa uma relação entre conjuntos

... a menos que ...

d) o segundo conjunto seja um "conjunto de conjuntos" (nomeado por uma letra latina maiúscla cursiva). Logo, está correta.

6) a) Você pensou no "antecessor da metade do número obtido". Por exemplo, se o resultado final for 20, você pensou em 9 (pois $9 = \frac{20}{2} - 1$).

(*Obs*: Se a resposta não for um número par, o participante errou em algum cálculo (explique!)

b) Você pensou na "terça parte do antecessor do número obtido". Por exemplo, se o resultado final for 25, você pensou em 8 (pois $8 = \frac{25-1}{3}$).

Respostas de Exercícios Selecionados **145**

7) a) $n = 270 - (45 + 6 \times 25)$, cujo valor é 75. Logo, ainda estão por organizar trinta figuras.

b) $m = 75 \div 25 = 3$. Logo, ele necessitará de, *no máximo*, três dias;

d) $x - \left(\dfrac{x}{3} + \dfrac{2}{5} \left(x - \dfrac{x}{3} \right) \right) = 54,00.$ $x = 135,00$ e Paulo gastou portanto $R\$81,00$.

d.i) $35 - c = 26$, o que equivale a $35 - 26 = c$; logo $c = 9$ e, portanto, devem ser retiradas 9 cadeiras.

Capítulo 4

1) a) p : Paulo é médico. q : Paulo joga futebol.

$P : p \wedge q$.

b) p : O sapo voa. q : O gato voa.

$P : p \wedge \sim q$.

c) p : $m = 6k$. q : $m = 2p$

$P : p \rightarrow q$.

d) p : Uma pessoa tem carteira de motorista. q : Uma pessoa dirige.

$P : q \rightarrow p$.

2) a) $V(P) = V$ quando ambas p e q forem verdadeiras. E neste caso, $V(Q) = V$.

$V(P) = F$ quando pelo menos uma entre p e q for falsa. Assim, P pode ser falsa, sem que Q o seja. Desta forma, $P \Rightarrow Q$ pois, sempre que P for verdadeira, Q também o é.

c) $V(P) = V$ quando $V(p \wedge q) = F$; logo, pelo menos uma entre p e q é falsa. E, neste caso, pelo menos uma entre $\sim p$ e $\sim q$ é verdadeira. Consequentemente $V(Q) = V$

$V(P) = F$ quando $V(p \wedge q) = V$; logo, ambas, p e q são verdadeiras e, consequentemente, ambas $\sim p$ e $\sim q$ são falsas. E neste caso, $V(P) = F$.

Desta forma, $P \Leftrightarrow Q$ pois, elas têm sempre valores iguais, independentemente dos valores de p e q.

3) a) Para que P seja verdadeira, basta que pelo menos uma entre r e q o seja; no entanto, para que Q seja verdadeira, é necessário que ambas, r e q, o sejam.

Assim, por exemplo, com $V(r) = V$ e $V(q) = F$, tem-se que $V(P) = V$ e $V(Q) = F$; e neste caso, a condicional $R : P \rightarrow Q$ nem sempre é verdadeira (portanto R não é uma tautologia).

146 *Introdução à Gramática da Linguagem Matemática*

4) a) p : Paulo possui um fusca. q : Carlos possui um fusca.

$P : p \vee q$.

Assim $\sim P$ equivale a $\sim(p \vee q)$ que, por sua vez, equivale a $\sim p \wedge \sim q$

A negação da proposição é então "Nem Paulo nem Carlos possui fusca."

Capítulo 5

1) a) Um ponto

b) Uma reta

c) A reta que passa por dois pontos C e A

d) Um plano

e) O segmento de extremos em B e C

f) A medida do segmento de extremos em B e C

g) A semirreta de origem O e que passa por D

h) O ângulo de lados $\overrightarrow{PC}$ e $\overrightarrow{PD}$

i) A medida do ângulo de lados $\overrightarrow{OB}$ e $\overrightarrow{OA}$

j) A distância entre dois pontos B e C

k) A distância entre um ponto P e uma reta t

l) A circunferência de centro O e raio r

m) O arco de extremos em B e D, e que passa por E

n) A medida angular do arco de extremos em A e D, e que passa por C

o) O comprimento do arco de extremos em B e C, e que passa por A

p) O quadrilátero de vértices em A, C, P e E

q) O pentágono de vértices A, B, C, D e E

r) A área do triângulo de vértices A, B, e C

2) a) Um ponto não pode "estar contido" em uma reta.   *Correta:* $A \in r$

b) Uma reta não "pertence" a um plano.   *Correta:* $r \subset \alpha$

c) A interseção entre dois planos é um conjunto de pontos.   *Correta:* $\alpha \cap \beta = \{A\}$

d) A interseção entre dois planos não pode ser um conjunto, cujo elemento é uma reta.   *Correta:* $\alpha \cap \beta = r$

e) A palavra $\angle AOB$ designa o ângulo (um conjunto de pontos), não sua medida.   *Correta:* $A\widehat{O}B = 32°$

f) A palavra AB designa o segmento, não sua medida.   *Correta:* $\overline{AB} = 10cm$

Respostas de Exercícios Selecionados **147**

g) $\overline{AB}$ nomeia a medida de um segmento.   *Correta:* $\overrightarrow{AB} \cap \overrightarrow{BA} = AB$

h) A interseção entre uma circunferência e uma reta não pode ser um conjunto cujo elemento é o conjunto vazio.   *Correta:* $\Gamma \cap s = \emptyset$.

3) a) $r, s \mid \exists \alpha \,, r, s \subset \alpha$.

b) $r, s \mid \nexists \alpha \,. r, s \subset \alpha$.

c) $r \,/\!/ s \,, d(r, s) = \overline{AB} \mid A \in r \,, B \in s \,, AB \perp r \,, AB \perp s$.

d) $r \,. \alpha \mid \widehat{rs} = 90° \,, \forall s \subset \alpha$.

e) $d(A, \alpha) = \overline{AB} \mid B \in \alpha \,, AB \perp \alpha$.

f) $\widehat{\alpha \beta} = \widehat{rs} \mid r \perp \alpha \,, s \perp \beta$.

g) $(r, s \mid \nexists \alpha \,, r, s \subset \alpha) \,, d(r, s) = \overline{AB} \mid A \in r \,, B \in s \,, AB \perp r \,, AB \perp s$.

h) $ABC \,, AP \mid P \in \overleftrightarrow{BC}$.

i) $ABC \,, MN \mid M \in AB \,, N in AC \,, AM \equiv MB \,, AN \equiv NC$.

j) $\overrightarrow{OA}, \overrightarrow{OB} \mid \exists r \,, \overrightarrow{OA} \cup \overrightarrow{OB} = r$.

4) a) $ABC \mid \widehat{A} + \widehat{B} + \widehat{C} = 180°$.

b) $r \perp s \,, s \perp t \;\Rightarrow\; r = t \vee r \,/\!/ t$.

c) $\overrightarrow{AB} \cap \overrightarrow{BA} = AB$.

d) $(\exists A \mid r \cap s = \{A\}) \,, s \,/\!/ t \;\Rightarrow\; \exists B \mid r \cap t = \{B\}$.

e) $ABCD \mid \widehat{A} + \widehat{C} = \widehat{B} + \widehat{D} = 180° \;\Rightarrow\; \exists \Gamma \mid A, B, C, D \in \Gamma$.

f) $A_1 A_2 A_3 A_4 \mid \exists \Gamma(O, r) \,, \overleftrightarrow{A_i A_{i+1}} \cap \Gamma(O, r) = \{P_i\} \,, P_i \in A_i A_{i+1} \,, \forall i \in \{1, 2, 3, 4\} \;\Rightarrow\; \overline{A_1 A_2} + \overline{A_3 A_4} = \overline{A_2 A_3} + \overline{A_1 A_4}$. (De acordo com a nomenclatura estabelecida na página 120.)

g) $A_1 A_2 A_3 A_4 \mid \overline{A_1 A_2} + \overline{A_3 A_4} = \overline{A_2 A_3} + \overline{A_1 A_4} \;\Rightarrow\; \exists \Gamma(O, r) \,, \overleftrightarrow{A_i A_{i+1}} \cap \Gamma(O, r) = \{P_i\} \,, P_i \in A_i A_{i+1} \,, \forall i \subset \{1, 2, 3, 4\}$.

h) $ABC \mid AB \equiv BC \equiv CA \;\Rightarrow\; G = H = I = O$.

i) $ABCD \mid AB \,/\!/ CD \,, \angle A \equiv \angle B \;\Rightarrow\; AC \equiv BC$.

j) $A, B, C \mid \exists r \,, A, B, C \in r \,, A \neq B \,, B \neq C \,, C \neq A \;\Rightarrow\; \nexists \Gamma \,, A, B, C \in \Gamma$.

5) a) A interseção entre dois segmentos não colineares é um ponto ou vazia.

b) Todo quadrilátero inscritível possui ângulos opostos suplementares.

c) As diagonais de um losango são perpendiculares.

d) Em todo triângulo isósceles. os ângulos das bases são congruentes.

e) Todo retângulo possui diagonais congruentes.

6) a) $r \,/\!/ s \;\Rightarrow\; \exists! \alpha \,, r, s \subset \alpha$.

148 *Introdução à Gramática da Linguagem Matemática*

b) $\alpha\,,\,A \notin \alpha\,,\,\exists!\,r \mid r \perp \alpha\,,\,A \in r.$

c) $r,s \mid \nexists \alpha\,,\,r,s \subset \alpha \;\Rightarrow\; \exists!\,t \mid t \perp r\,,\,t \perp s.$

d) $\alpha,\beta \mid \exists\,r\,.\;\alpha \cap \beta = r \;\Rightarrow\; d(\alpha,\beta) = 0.$

e) $r,s \mid \exists\,A\,,\,r \cap s = \{A\} \;\Rightarrow\; d(r,s) = 0.$

f) $r/\!/s \;\Rightarrow\; \widehat{rs} = 0°.$

g) $\alpha\,,\,A \notin \alpha\,,\,\exists!\,\beta \mid \beta/\!/\alpha\,,\,A \in \beta.$

7) a) $A_1 A_2 \cdots A_n \mid \exists\,i,j \in \{1,2,\ldots,n\},\,j \notin \{i-1,i,i+1\},\,A_i A_{i+1} \cap A_j A_{j+1} \neq \emptyset.$

b) $A_1 A_2 \cdots A_n \mid \exists\,i \in \{1,2,\ldots,n\}\,,\,\exists\,P_1,P_2 \in \{A_1,A_2,\ldots,A_n\},\,P_1 \in \alpha^1_{r_i},\,P_2 \in \alpha^2_{r_i},\,r_i = \overleftrightarrow{A_i A_{i+1}}.$

c) $A_1 A_2 \cdots A_n \mid A_i A_{i+1} \equiv A_j A_{j+1}\,,\,\angle A_i \equiv \angle A_j\,,\,\forall i,j \in \{1,2,\ldots,n\}.$

Índice Remissivo

alfabeto, 1

altura

    de paralelogramo, 122

    de trapézio, 127

    de triângulo, 117

ângulo, 82, 84

    agudo, 88

    côncavo, 86

    convexo, 86

    entre retas concorrentes, 89

    entre retas reversas, 90

    exterior, 86

    interior, 86

    lado, 84

    medida, 87

    nulo, 85

    não convexo, 86

    obtuso, 88

    raso, 85

    reto, 88

    vértice, 84

ângulos

    adjacentes, 89

    complementares, 89

    congruentes, 88

    iguais, 88

    replementares, 89

    suplementares, 89

ângulo central de arco, 95

antiparalelogramo, 122

antônimo, 11, 16, 35, 53, 55, 133–140

por afixação

    afixos de negação, 133

    afixos de oposição, 135

    afixos de sentidos opostos, 138

    por palavras de sentidos opostos, 138

apótema de polígono circunscritível, 104

arco de circunferência, 94

    comprimento de um, 96

área, 72

    círculo, 96

    losango, 124

    paralelogramo, 123

    pipa, 128

    polígono circunscritível, 104

    quadrado, 124

    região poligonal, 100

    retângulo, 123

    trapézio, 127

    triângulo, 118

baricentro de triângulo, 117

base

    de paralelogramo, 122

    de trapézio, 125

    de triângulo, 110

bissetriz interna de triângulo, 119

cálculo proposicional, 54

    bicondicional, 58

    condicional, 57

    conjunção, 55

    disjunção, 56

150 *Introdução à Gramática da Linguagem Matemática*

exclusiva, 57

negação, 54

centro

de arco, 94

de circunferência, 92

de polígono regular, 104

círculo, 93

circuncentro, 119

circunferência, 92

arco, 94

ângulo central, 95

centro, 94

comprimento, 96

medida angular, 95

centro, 92

circunscrita a um polígono, 103

comprimento, 95

diâmetro, 94

exterior, 93

inscrita a um polígono, 104

interior, 93

raio, 92, 94

circunfixo, 5, 47, 74, 101

classe gramatical, 72–74, 83, 92, 97

comparação de valores

em *Algebrês*, 42

em *Aritmetiquês*, 33

composição por justaposição, 7, 74, 89, 97

côncavo

ângulo, 86

conjunto, 86

polígono, 101

congruência, 83

de ângulos, 88

de polígonos, 105

de segmentos, 83

de triângulos, 114

critérios de congruência, 115

conjunto

côncavo, 86

convexo, 85

não convexo, *veja* côncavo

convexo

ângulo, 86

conjunto, 85

polígono, 101

deltóide, *veja* pipa

derivação por afixação, 3–6

determinação, 75–77

distância

entre dois pontos, 91

entre ponto e reta, 91

diâmetro, 94

equivalência semântica, 10, 31, 83

erros gramaticais, 30, 40, 42, 66, 71, 77

exterior

de circunferência, 93

de polígono, 100

figuras de linguagem

elipse, 40, 46, 87

metonímia, 40, 100, 118, 123

pleonasmo, 14, 110

formação de palavras, 3–7

composição por justaposição, 7, 74, 89, 97

derivação por afixação

circunfixo, 5, 47, 74, 101

infrafixo, 5, 47

parassíntese, 5, 47

prefixo, 4, 16, 44, 74, 84, 98, 133, 135, 138

sobrefixo, 4, 47, 73

sufixo, 4, 18, 45–47, 73

suprafixo, 4, 24, 47, 73, 83, 84, 87–89, 94, 98

homônimo, 32, 34, 38, 46, 73, 74, 106

identificadores, 33, 39

igualdade, 71
    de ângulos, 88
    de conjuntos, 71
    de planos, 80
    de pontos, 72
    de retas, 76
    de segmentos, 83

incentro, 120

infrafixo, 5, 47

interior
    de circunferência, 93
    de polígono, 100

lado
    de ângulo, 84
    de polígono, 97

letra, 1

locução, 2

losango, 123, 124

mediana de triângulo, 116

mediatriz
    de segmento, 91
    de triângulo, 118

medida, 71, 72
    angular de arco, 95
    de ângulo, 87
    de ângulo côncavo, 87
    de ângulo convexo, 87
    de segmento, 83

negação
    de uma proposição lógica composta, 60
    prefixo de, 16, 74

nome, 37–39

nome de, 15
    número, 15

nomes e identificadores, *veja* identificadores, *veja* nomes

notação funcional, 42, 72, 88, 91, 92, 95

notação sequencial, 74–76

origem
    de semiplano, 100
    de semirreta, 84

ortocentro, 118

ortogonalidade, 90

palavra, 1

paralelogramo, 120, 123, 124

parassíntese, 47

perpendicularismo, 90

perímetro, 99

pipa, 127

plano, 72, 74

planos
    iguais, 80
    paralelos, 80
    secantes, 80

pleonasmo, *veja* figuras de linguagem

polissemia, 2, 12, 13, 23, 38, 84, 117

polígono, 97
    bicêntrico, 104, 111
    circunscritível, 104, 111, 124
    côncavo, 101
    convexo, 101, 111, 123, 124
    cíclico, *veja* inscritível
    equiângulo, 102, 123
    equilátero, 102, 124
    exterior de um, 100
    inscritível, 103, 111, 123
    interior de um, 100
    lado de um, 97
    não convexo, 101
    não simples, 100
    regular, 103, 124
    simples, 100
    tangencial, *veja* circunscritível

152 *Introdução à Gramática da Linguagem Matemática*

vértice de um, 97

polígonos
    congruentes, 105
    semelhantes, 105, 108
    tipos, 100

ponto, 72
    de tangência, 96
    exterior a uma circunferência, 93
    interior a uma circunferência, 93
    médio, 72, 84

pontos
    colineares, 73
    de secância, 96
    iguais, 72
    não colineares, 73

pontuação, 13–14, 17
    em *Aritmetiquês*, 32
    em *Logiquês*, 61

posição relativa entre
    dois planos, 80
    duas retas, 75
    ponto e plano, 75
    ponto e reta, 75
    reta e circunferência, 96
    reta e plano, 81

prefixo, 4, 16, 44, 74, 84, 98, 133, 135, 138
    de negação, 16, 74

proposição lógica, 51
    composta, 52
      negação de uma, 60
    relação entre, 63–66
      equivalência, 64
      implicação, 63
    simples, 52
    valor lógico de uma, 53–54

quadrado, 124

quantificador
    existencial, 66

negação de um, 67
universal, 66

raio
    de circunferência, 92
    de polígono inscritível, 104

razão de semelhança, 108, 116

região poligonal, 100

reta, 72, 73
    secantes a plano, 82
    contida em plano, 82
    exterior a circunferência, 96
    paralela a plano, 81
    secante a circunferência, 96
    suporte de segmento, 117
    tangente a circunferência, 96

retas
    ângulo, 89, 90
    concorrentes, 76, 79
    concorrentes duas a duas, 79
    coplanares, 76
    iguais, 76
    não coplanares, 77
    ortogonais, 90
    paralelas, 76, 78
    perpendiculares, 90
    ponto de interseção, 76
    reversas, 77

retângulo, 123, 124

segmento, 82
    ponto médio, 84
    reta suporte, 117

segmentos
    congruentes, 83
    iguais, 83

semelhança
    de polígonos, 108
    de triângulos, 115

critérios de semelhança, 116

semiperímetro, 99

semiplano, 100

semirreta, 82, 84

semirretas
 opostas, 85

simétrico, 16

simétrico de ponto em relação a reta, 92

sinônimo, 4, 10, 11, 18, 20, 25, 30, 42, 73, 74, 76, 83, 84, 88, 98, 99, 110

sobrefixo, 4, 47, 73

sufixo, 2, 4, 5, 45–47, 73, 84, 90, 92, 98, 101, 117
 inferior, 18

suprafixo, 4, 24, 47, 73, 83, 84, 87–89, 94, 98

taxonomia
 de quadriláteros, 128
 de triângulos, 114

trapézio, 125
 altura, 127
 área, 127
 base, 125
 escaleno, 126
 isósceles, 126
 lateral, 125
 retângulo, 127

triângulo, 110
 acutângulo, 113
 altura, 117
 área, 118
 baricentro, 117
 base, 110
 bissetriz interna, 119
 circuncentro, 119
 equilátero, 111
 escaleno, 111
 incentro, 120
 isósceles, 111
 mediana, 116

mediatriz, 118

obtusângulo, 113

ortocentro, 118

retângulo, 113
 cateto, 114
 hipotenusa, 114

triângulos
 congruentes, 114
 semelhantes, 115

vértice
 ângulo, 84
 polígono, 97

Referências

[1] ALENCAR FILHO, E. *Iniciação à Lógica Matemática*. Ed. Nobel. São Paulo. SP, 1986.

[2] AULETE. *Aulete Digital*. Lexikon Editora Digital. Disponível em <http://www.aulete.com.br>. Acesso em 21/11/2018.

[3] AURÉLIO. *Dicionário do Aurélio*. Disponível em <https://dicionariodoaurelio.com>. Acesso em 12/04/2018.

[4] BALDIN, Y. Desenvolvimento de pensamento algébrico no currículo de escola básica: caso de modelagem pictórica da matemática de Singapura. In *II CEMACYC – II Congreso de Educación Matemática de América Central y El Caribe* (Cali (Colômbia). 29 de outubro a 1 de novembro de 2017).

[5] BOLDRINI, ET AL. *Álgebra Linear*, vol. 1. HARBRA Ltda, São Paulo. SP, 1980.

[6] CASTRUCCI, B. *Introdução à Lógica Matemática*. Ed. Nobel. São Paulo. SP, 1986.

[7] CORREIA, M. Homonímia e polissemia - contributos para a delimitação dos conceitos. *Palavras - Associação dos Professores de Português* (2001), 57–75.

[8] CUNHA, S. Considerações sobre a aprendizagem contínua do matematiquês a linguagem matemática. In *ALFABETIZAÇÃO MATEMÁTICA - Perspectivas Atuais*. M. MAIA and G. BRIÃO, Eds., 1 ed. CRV, Curitiba (PR), 2017, pp. 45–60. ISBN 978-85-444-1468-2.

[9] CUNHA, S. Ler, escrever e compreender a linguagem matemática. In *Psicopedagogia: contribuições para o ensino da matemática e para clínica*. M. G. V. PAIVA. Ed., 1 ed. Letra Capital. Rio de Janeiro (RJ), 2017, pp. 47–62. ISBN 978-85-7785-538-4.

[10] DOLCE, O.; POMPEO, J. N. *Fundamentos de Matemática Elementar - Geometria Plana*. vol. 9. Atual Editora - 9ª ed. São Paulo. SP, 2013.

[11] FERREIRA, M. G. L. N.; SODRÉ. S. C. D. M.; MILANI, W. N. Surgimento do número zero. *Anais do IV Fórum de Pesquisa Científica e Tecnológica de Ponte Nova 4* (2017).

[12] GERSTING, J. L. *Fundamentos Matemáticos para a Ciência da Computação*, vol. 4 Ed. LTC - Rio de Janeiro, RJ, 2001.

156 *Introdução à Gramática da Linguagem Matemática*

[13] GITIRANA, ET AL. *Repensando Multiplicação e Divisão: contribuições da Teoria dos Campos Conceituais.* Atual Editora, São Paulo, SP, 1977.

[14] IEZZI, G., ET AL. *Fundamentos de Matemática Elementar - Conjuntos e Funções.* vol. 1. Atual Editora - 1ł ed., São Paulo, SP, 2014.

[15] IEZZI, G., ET AL. *Fundamentos de Matemática Elementar - Sequências, Matrizes, Determinantes e Sistemas,* vol. 4. Atual Editora - 1ª ed., São Paulo, SP, 2014.

[16] MICHAELIS. *Dicionário Brasileiro da Língua Portuguesa.* Melhoramentos. Disponível em <https://michaelis.uol.com.br/moderno-portugues/>. Acesso em 14/10/2018.

[17] MODERNA, E. *Projeto Araribá: português: ensino fundamental.* Editora Moderna, São Paulo, SP., 2007.

[18] MOISE, E. E.; DOWNS. J. F. *Geometria Moderna,* vol. 1. Editora Edgard Blücher Ltda - 1ª ed. São Paulo, SP, 1975.

[19] NETO, A. *Geometria.* Coleção PROFMAT - SBM - 1ª ed. Rio de Janeiro, RJ, 2013.

[20] ROSA, J.; CUNHA, S.; VELASCO, J. Definição *versus* propriedade. In *II SENALEM – II Seminário Nacional de Linguagem e Educação Matemática,* Rio de Janeiro, RJ, 3 a 5 de dezembro de 2018. Disponível em <http://ii.senalem.ime.uerj.br/comunicacoes-cientificas>. Acesso em 11/12/2018.

[21] SANTANA, E. R. S. *Adição e Subtração: o suporte didático influencia a aprendizagem do estudante?* Editus, Ilhéus, BA, 2012.

[22] SILVEIRA, E.; MARQUES, C. *Matemática: Compreensão e prática.* Moderna, São Paulo, SP, 2013.

[23] THOMÉ, M.; CUNHA, S. Eliminando ambiguidades de expressões aritméticas com uso de regras gramaticais da linguagem matemática. In *II SENALEM – II Seminário Nacional de Linguagem e Educação Matemática,* Rio de Janeiro, RJ, 3 a 5 de dezembro de 2018). Disponível em <http://ii.senalem.ime.uerj.br/comunicacoes-cientificas>. Acesso em 11/12/2018.

[24] TRETTE, A. L. A origem dos símbolos matemáticos como forma de ensino. FEMA - Fundação Educacional do Município de Assis, Assis, SP. 2010. Disponível em <https://cepein.femanet.com.br/BDigital/arqTccs/0711280014.pdf>. Acesso em 15/12/2018.

[25] VALENTE, A. C. M., ET AL. Enfoques sobre parassíntese em português: da tradição gramatical à linguística cognitiva. ReVEL. V.7. N°12. 2009. Disponível em <http://www.revel.inf.br/files/artigos/revel_12_enfoques_sobre_parassintese_em_portugues.pdf>. Acesso em 05/08/2018.